Dr. Ankita Prakash
Dr. Garima Mangal
Dr. Nirmala Kumari

Nutrição e saúde oral

Dr. Ankita Prakash
Dr. Garima Mangal
Dr. Nirmala Kumari

Nutrição e saúde oral

Comer de forma inteligente para um sorriso saudável

ScienciaScripts

Imprint

Cover image: www.ingimage.com

This book is a translation from the original published under ISBN 978-620-8-41745-1.

Publisher:
Sciencia Scripts
is a trademark of
Dodo Books Indian Ocean Ltd. and OmniScriptum S.R.L publishing group

120 High Road, East Finchley, London, N2 9ED, United Kingdom
Str. Armeneasca 28/1, office 1, Chisinau MD-2012, Republic of Moldova, Europe
Managing Directors: Ieva Konstantinova, Victoria Ursu
info@omniscriptum.com

Printed at: see last page
ISBN: 978-620-8-54171-2

ÍNDICE

INTRODUÇÃO

"O homem é uma massa de proteínas (músculos), construída sobre minerais (ossos), protegida por gorduras (tecido adiposo), energizada por hidratos de carbono e activada por vitaminas."

-Anónimo

A saúde, um bem precioso, sempre foi um objetivo a atingir pelas gerações. O seu fator vital, a nutrição de todas as formas, é uma expressão do património genético que influencia a ocorrência e a gravidade das doenças degenerativas.

Todas as partes do corpo são derivadas de nutrientes contidos nos alimentos - alimentos que são ingeridos pela mãe antes e durante o período de gestação e alimentos que são ingeridos pelo indivíduo após o nascimento.

Desde o momento da conceção, deve existir um fluxo contínuo de proteínas, hidratos de carbono, lípidos, vitaminas, minerais e água para alimentar as reacções químicas que acompanham a construção e a remodelação contínua das células, dos tecidos e dos órgãos.

"Quais são as substâncias necessárias a um organismo para o seu crescimento, manutenção e reprodução, e em que quantidades? Quais são os alimentos que permitem ao organismo satisfazer essas necessidades e em que quantidades? Qual é o papel fisiológico de cada um destes nutrientes? Como é que a falha destas funções fisiológicas leva a sinais evidentes de deficiência?" A ciência da nutrição responde a estas questões

A nutrição é o estudo da forma como os alimentos afectam o organismo em diferentes condições de idade, saúde e doença. Inicialmente, a ciência da nutrição centrava-se na forma como os diferentes nutrientes podem curar ou evitar doenças, mas agora o papel dos nutrientes está a ser trabalhado para gerir um corpo saudável e um estilo de vida saudável, o que levará a uma vida prolongada.

A nutrição representa um somatório da ingestão, absorção, armazenamento e utilização dos alimentos pelos tecidos. Os tecidos orais são um dos indicadores mais sensíveis do estado nutricional do organismo.

Tal como um corpo saudável, um sorriso saudável depende de uma boa nutrição. Uma dieta equilibrada com nutrientes adequados é essencial para uma boca saudável e, por sua vez, uma boca saudável apoia o bem-estar nutricional. As escolhas alimentares e os hábitos alimentares são importantes para prevenir a cárie dentária e a doença gengival.

Minerais como o cálcio e o fósforo contribuem para a saúde dentária ao protegerem e reconstruírem o esmalte dos dentes. O esmalte é a camada protetora exterior dura do dente. O consumo de alimentos ricos em cálcio e outros nutrientes, como queijo, leite, iogurte natural, tofu enriquecido com cálcio, vegetais de folha verde e amêndoas, pode ajudar os dentes.

Quando se trata de um sorriso saudável, as frutas e os legumes também são boas escolhas, uma vez que são ricos em água e fibras, que equilibram os açúcares que contêm e ajudam a limpar os dentes. Estes alimentos também ajudam a estimular a saliva, que ajuda a lavar os ácidos e os alimentos dos dentes, neutralizando o ácido e protegendo os dentes das cáries. Muitas frutas e legumes também contêm vitaminas como a vitamina C, que é importante para uma gengiva saudável e para a cicatrização, e a vitamina A, que ajuda a construir o esmalte dos dentes.

O papel da nutrição é evidente: as pessoas têm de comer para viver. Tanto a ingestão inadequada como a excessiva de alimentos podem afetar negativamente a saúde e ambas contribuem para as principais causas de morbilidade e mortalidade em todas as nações, tanto em desenvolvimento como industrializadas

Para os tecidos orais, a nutrição é de especial relevância não só devido às suas próprias necessidades nutricionais, mas também porque os nutrientes entram em contacto com estes tecidos duas vezes; uma quando os alimentos são mastigados e ingeridos, contribuindo assim para o milieu oral e outra depois de os alimentos serem digeridos e os nutrientes absorvidos, estes regressam para nutrir o tecido através do sistema circulatório.

A nutrição é fundamental para a saúde oral do indivíduo. Desde a gestação até ao fim da vida, a nutrição influencia a integridade e a função da dentição e das estruturas orais de suporte. A cavidade oral é um veículo para a transmissão de microrganismos causadores de doenças. Uma boa saúde oral conduz a uma boa saúde geral do organismo. É fundamental começar a educação para a saúde numa idade precoce. Se isso acontecer, podem formar-se hábitos que se prolongam até à idade adulta.

Uma vez formado o esmalte, este deixa de estar sujeito à influência nutricional sistémica. Após a erupção, está particularmente sujeito a efeitos secundários locais de tudo o que possa entrar na boca. O principal resultado da nutrição é o efeito sistémico dos nutrientes absorvidos no crescimento, desenvolvimento e manutenção dos tecidos e órgãos e das suas funções específicas.

A nutrição afecta o desenvolvimento dos dentes e o desenvolvimento e manutenção dos tecidos orais. Os dentes na fase pré-eruptiva são influenciados pelo estado nutricional - a falta de vitamina D e A e a desnutrição proteico-energética têm sido associadas à hipoplasia do esmalte e à atrofia das glândulas salivares.

As deficiências nutricionais estão associadas a alterações na integridade (saúde e aparência) das estruturas/tecidos orais e estas alterações são frequentemente os primeiros sinais clínicos de deficiência.

Um desequilíbrio nutricional precoce influencia as malformações. Uma carência de vitaminas e minerais na fase anterior à conceção influencia o desenvolvimento do futuro embrião, influenciando a organogénese dentária, o crescimento da maxila e o desenvolvimento crânio-facial.

A nutrição é considerada como um pilar fundamental do crescimento humano. Desde a gestação até ao fim da vida, a nutrição influencia a integridade e a função da dentição e das estruturas orais de suporte. Compreender exatamente como o plano alimentar contribui para as taxas de cárie em crianças, bebés, adolescentes e adultos é vital para melhorar a saúde oral. Mais concretamente, os ajustes nutricionais podem não só influenciar a saúde e o bem-estar actuais, mas também determinar se uma pessoa irá desenvolver doenças como o cancro, doenças cardíacas e diabetes mellitus muito mais tarde na vida. O conhecimento destas relações e a compreensão do facto de a saúde oral ser o reflexo de factores fisiológicos, sociais e psicológicos são essenciais para melhorar a nossa qualidade de vida.

Uma boa nutrição é essencial para o crescimento, o desenvolvimento e a manutenção da saúde ao longo de toda a vida, tendo também implicações a nível oral. Assim, a nutrição tem um papel importante no desenvolvimento dos tecidos dentários e é um dos principais contribuintes para o estabelecimento de um ambiente oral compatível com a saúde dentária.

2. CLASSIFICAÇÃO DOS GÉNEROS ALIMENTÍCIOS

Existem muitas formas de classificar os alimentos:

a) Classificação por origem

  I. Alimentos de origem animal
  II. Alimentos de origem vegetal.

b) Classificação por composição química

  I. Proteínas
  II. Gorduras
  III. Hidratos de carbono
  IV. Vitaminas
  V. Minerais

c) Classificação por função predominante

  I. Alimentos construtores do corpo, por exemplo, leite, carne, aves, peixe, ovos, etc.
  II. Alimentos energéticos, por exemplo, cereais, açúcares, raízes, gorduras e óleos.
  III. Alimentos protectores, por exemplo, legumes, frutas, leite.

d) Classificação por valor nutritivo

  I. Cereais e painço
  II. Impulsos
  III. Legumes
  IV. Frutas de casca rija e oleaginosas
  V. Frutos
  VI. Alimentos para animais
  VII. Gorduras e óleos
  VIII. Açúcar e açúcar mascavado
  IX. Condimentos e especiarias
  X. Alimentos diversos

3. NUTRIENTES

- Os nutrientes são complexos orgânicos e inorgânicos contidos nos alimentos.
- Existem cerca de 50 nutrientes diferentes que são normalmente fornecidos através dos alimentos que ingerimos.
- Cada nutriente tem funções específicas no organismo.
- Estão divididos em

  - **Macronutrientes**:- São as proteínas, as gorduras e os hidratos de carbono, frequentemente designados por **"princípios próximos"**, porque constituem a maior parte dos alimentos.

1. Na dieta indiana, eles contribuem para a ingestão total de energia nas seguintes proporções:

   Proteínas - **10-15%**

   Gorduras - **15-30%**

   Hidratos de carbono - **50-80%**

  - **Micronutrientes**:- São chamados micronutrientes porque são necessários em pequenas quantidades. Incluem as vitaminas e os minerais

3(A) PROTEÍNAS:-

- A palavra "proteína" significa o que é de primeira importância.
- As proteínas são compostos orgânicos complexos azotados.
- São compostos por carbono, hidrogénio, oxigénio, azoto e enxofre.
- São as substâncias mais comuns encontradas no corpo depois da água, constituindo cerca de 50% do peso seco do corpo.
- Quando as proteínas são ingeridas na alimentação, são decompostas nos aminoácidos que as compõem.
- As proteínas fornecem 4 kcal de energia por grama.
- O corpo humano necessita de **20** aminoácidos, dos quais **9 são essenciais** e **11 não essenciais.**

I. **Aminoácidos essenciais**:- São chamados "essenciais" porque o organismo não os consegue sintetizar em quantidades correspondentes às suas necessidades, devendo ser obtidos a partir das proteínas da dieta. Incluem a leucina, a isoleucina, a lisina, a metionina, a fenilalanina, a treonina, a valina, o triptofano e a histidina.

II. **Aminoácidos não essenciais**:- Estes incluem a arginina, o ácido asparagínico, a serina, o ácido glutâmico, a prolina e a glicina.

- Diz-se que uma proteína é **"biologicamente completa"** se contiver todos os aminoácidos essenciais em quantidades correspondentes às necessidades humanas.
- O valor biológico das proteínas depende do teor de aminoácidos e da sua digestibilidade.
- As proteínas animais têm um valor biológico elevado em comparação com as proteínas vegetais.

FUNÇÕES:-

a. Fornece aminoácidos, que são blocos de construção.
b. Forma o colagénio, que é um dos principais componentes orgânicos dos ossos, dentes, ligamentos periodontais e músculos.
c. As proteínas constituem as enzimas.
d. Manutenção da pressão osmótica, síntese de certas substâncias como os anticorpos, as proteínas plasmáticas, a hemoglobina, as enzimas, as hormonas e os factores de coagulação.
e. As proteínas estão também ligadas ao mecanismo imunitário do organismo.
f. As proteínas podem também fornecer energia (4 kcal por grama) quando a ingestão de calorias é inadequada.

FONTES:-

a) **Fontes animais**:- Leite, carne, ovos, queijo, peixe e aves.
b) **Fontes vegetais**:- Leguminosas, cereais, feijões,

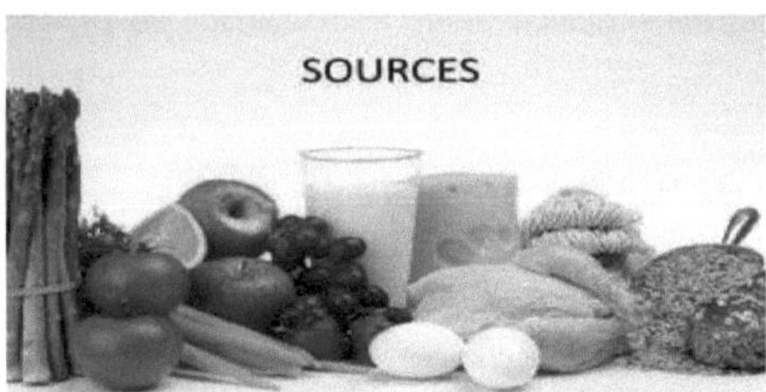

ACÇÃO COMPLEMENTAR DAS PROTEÍNAS:-

- As proteínas dos cereais são deficientes em lisina e treonina e as proteínas das leguminosas em metionina.
- Estes são conhecidos como aminoácidos **"limitantes"**[1].

- Quando dois ou mais alimentos vegetarianos são consumidos em conjunto (por exemplo, a combinação arroz-dal na Índia), as suas proteínas complementam-se mutuamente.
- Assim, com um planeamento adequado, é possível para um vegetariano obter uma proteína de alto grau, a baixo custo, a partir de dietas mistas de cereais, leguminosas e vegetais.

METABOLISMO DAS PROTEÍNAS:-

- Uma vez que as proteínas não são armazenadas no corpo humano da mesma forma que a energia é armazenada no tecido adiposo, têm de ser substituídas todos os dias.
- As proteínas do organismo estão constantemente a ser decompostas nos seus aminoácidos constituintes e depois reutilizadas para a síntese proteica.

AVALIAÇÃO DAS PROTEÍNAS:-

- Os parâmetros utilizados para a avaliação incluem a estimativa do valor biológico, o coeficiente de digestibilidade, o rácio de eficiência proteica e a utilização líquida de proteínas.

AVALIAÇÃO DO ESTADO NUTRICIONAL PROTEICO:-

- A melhor medida do estado de nutrição proteica é a **concentração de albumina sérica**.
- Deve ser **superior a 3,5g/dl**, um **nível de 3,5g/dl** é considerado um grau ligeiro de malnutrição, um nível de **3,0g/dl** é uma malnutrição grave.
- A albumina e a transferrina séricas avaliam a capacidade do fígado para sintetizar proteínas.

NECESSIDADES PROTEICAS:-

- Em **2020,** o **Conselho Indiano de Investigação Médica** recomendou **0,83 g de proteínas/kg** de peso corporal por dia como ingestão segura para um **adulto indiano**[1].

EFEITOS DA CARÊNCIA DE PROTEÍNAS:-

- A PEM ocorre quando há deficiências de proteínas, de alimentos energéticos, ou de ambos, relativamente às necessidades do organismo.

- **A PEM ligeira** tem um **curso agudo** e tem uma deficiência principal em energia, enquanto **a PEM moderada** é de natureza **crónica** e tem uma deficiência principal em proteínas, enquanto **a PEM grave** é simultaneamente crónica e aguda, e é composta por deficiências tanto em proteínas como em energia.
- No entanto, a PEM durante os primeiros 5 anos de vida não pode ser vista apenas em termos de ingestão nutricional.
- Refere-se à síndrome de ingestão inadequada de proteínas, energia e micronutrientes combinada com infecções frequentes.
- A deficiência de proteínas leva a uma calcificação óssea deficiente, centros de ossificação retardados, dentes pequenos, erupção dentária atrasada, crescimento retardado da mandíbula,

<u>EFEITOS NA SAÚDE ORAL</u>:-

- Os doentes com próteses mal adaptadas, desdentados e com um estado de saúde oral deficiente não poderão consumir proteínas suficientes, o que os predispõe a uma função imunitária reduzida, a uma cicatrização deficiente das feridas e a infecções orais.
- O mecanismo de defesa oral depende de um fornecimento adequado de proteínas.
- Os tipos de células envolvidas na imunidade celular (PMNs e macrófagos e as enzimas utilizadas na fagocitose) também necessitam de proteínas para a sua produção.

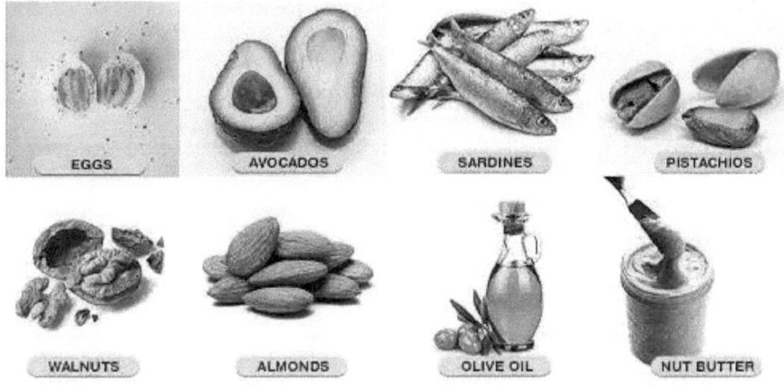

3(B) GORDURAS:-

- As gorduras e os óleos constituem os lípidos da alimentação.
- As gorduras são sólidas a **20 graus C** .
- São designados **por "óleos"** se estiverem líquidos a essa temperatura.
- As gorduras e os óleos são fontes concentradas de energia.
- Fornecem **9 kcal** de energia **por grama**.
- São classificados como:

  a) Lípidos simples - por exemplo, triglicéridos

  b) Lípidos compostos - por exemplo, fosfolípidos

  c) Lípidos derivados - por exemplo, colesterol
- O corpo humano pode sintetizar **triglicéridos** e **colesterol**.
- A maior parte da gordura corporal **(99%)** no tecido adiposo está na forma de triglicéridos.
- Em seres humanos normais, **o tecido adiposo** constitui entre **10 a 15%** do peso corporal.
- O comité de peritos **da OMS** para a prevenção de doenças coronárias recomendou que apenas **20-30%** da energia total da dieta seja fornecida por gorduras.
- **Um quilograma** de tecido adiposo corresponde a **7.700 kcal** de energia.

ÁCIDOS GORDOS:-

- As gorduras produzem ácidos gordos e glicerol na hidrólise.
- Os ácidos gordos dividem-se em ácidos gordos **saturados**, como os ácidos **láurico, palmítico** e **esteárico**, e ácidos gordos **insaturados**, que se dividem ainda em **ácidos gordos monoinsaturados (MUFA) (por exemplo, ácido oleico)** e **ácidos gordos polinsaturados (PUFA) (por exemplo, ácido linoleico e ácido α-linoleico).**

ÁCIDOS GORDOS ESSENCIAIS:-

- Não podem ser sintetizados pelo homem.
- Estes só podem ser obtidos a partir dos alimentos.
- **O ácido gordo essencial** mais importante é o **ácido linoleico**, que serve de base para a produção de outros ácidos gordos essenciais **(por exemplo, ácido linoleico e araquidónico).**

FONTES:-

- As fontes dietéticas de gorduras podem ser classificadas como:-.

a) **GORDURAS ANIMAIS :** As principais fontes de gorduras animais são o ghee, a manteiga, o leite, o queijo, os ovos e a gordura da carne e do peixe.

b) **GORDURAS VEGETAIS :** Algumas plantas armazenam gordura nas suas sementes, como o amendoim, a mostarda, o sésamo, o coco, etc.

c) **OUTRAS FONTES :** Encontram-se pequenas quantidades de gordura (gordura invisível) na maioria dos outros alimentos, como cereais, leguminosas, frutos secos e vegetais. Por exemplo, o arroz contém 3 por cento de gordura, o trigo 3 por cento, o jowar 4 por cento e a bajra 6,5 por cento.

GORDURAS VISÍVEIS :-

- As gorduras "visíveis" são aquelas que são separadas da sua fonte natural. Por exemplo, ghee (manteiga) do leite, óleos alimentares de sementes oleaginosas e frutos secos

GORDURAS INVISÍVEIS :-

- As gorduras "invisíveis" são aquelas que não são visíveis a olho nu.
- Estão presentes em quase todos os géneros alimentícios. Por exemplo, cereais, leguminosas, frutos secos, leite, ovos, etc.

EFEITOS NA SAÚDE EM GERAL :-

- As doenças associadas à gordura incluem a obesidade, a frinodermia, a doença coronária, o cancro (cólon, mama) e as lesões cutâneas.

EFEITOS NA SAÚDE ORAL :-

- Os fosfolípidos, ou seja, os lípidos compostos, são um componente estrutural da membrana celular, do esmalte dentário e da dentina.
- A investigação também indica que os alimentos ricos em gordura tendem a ser inibidores da cárie dentária.

3.C) HIDRATOS DE CARBONO :-

- O **terceiro** componente principal dos alimentos é o hidrato de carbono.

- É a principal fonte de energia, fornecendo **4 kcal por grama**.
- Existem três fontes principais de hidratos de carbono: **os amidos, o açúcar e a celulose.**
- Encontram-se no organismo sob a forma de glicoproteínas e glicosaminoglicanos.
- A reserva de hidratos de carbono (glicogénio) de um adulto humano é de cerca de **500 g**.
- Esta reserva esgota-se rapidamente quando o homem está em jejum.
- Se os hidratos de carbono da dieta não satisfizerem as necessidades energéticas do organismo, o organismo utiliza proteínas e glicerol de fontes alimentares e endógenas para manter a hemostase da glicose.

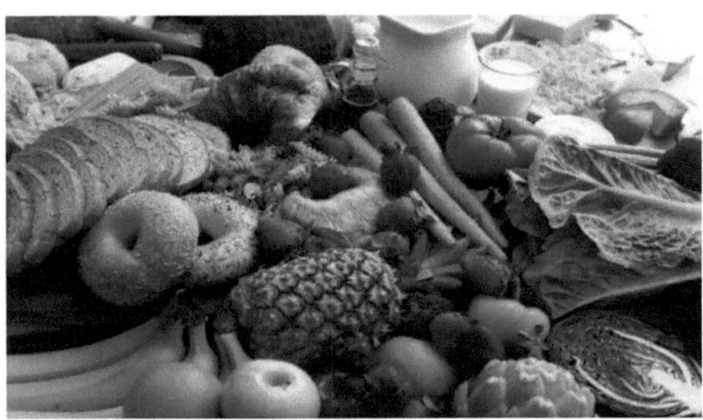

FUNÇÕES DOS HIDRATOS DE CARBONO :-

1. Metabolismo das gorduras.
2. Síntese da substância fundamental dos tecidos conjuntivos, como a condroitina, a queratina e os sulfatos de dermatano,
3. Síntese de certos aminoácidos não essenciais.
4. A glucose é essencial para o funcionamento dos eritrócitos e do cérebro.

EFEITOS NA SAÚDE ORAL :-

- A cárie dentária é um fenómeno local causado pela dieta, especialmente os hidratos de carbono.
- A mais importante de entre elas é a sacarose, que é utilizada pelas bactérias para produzir polissacáridos intra e extracelulares.
- Os polissacáridos extracelulares ajudam na adesão da placa bacteriana à superfície dentária e os polissacáridos intracelulares actuam como reservatórios de hidratos de carbono.
- O tipo, a consistência, o tempo de ingestão e a frequência dos hidratos de carbono são os principais factores na causa da cárie dentária.

3.D) VITAMINAS :-

- As vitaminas são uma classe de compostos orgânicos necessários em pequenas quantidades, mas muito essenciais para o organismo.
- Não produzem energia, mas permitem ao organismo utilizar outros nutrientes e manter as reacções metabólicas.
- Como as vitaminas não são sintetizadas no organismo, têm de ser fornecidas através dos alimentos.
- São de dois tipos:
    a. **Vitaminas hidrossolúveis** - Vitamina do complexo B e vitamina C
    b. **Vitaminas lipossolúveis** - Vitamina A, D, E e K.
- Cada vitamina tem uma função específica a desempenhar e a deficiência de qualquer vitamina em particular pode levar a uma doença específica.

OILY FISH SUCH AS SALMON, TUNA AND MACKEREL
Omega-3s, vitamin D
MILK
calcium, vitamin B2, B5, B12
BROCCOLI
vitamin C, vitamin K
SPINACH
iron, vitamin E
ORANGES
vitamin C, folic acid
AVOCADOES
vitamin B2, B5, B6
EGGS
vitamin B, iron, vitamin E
CARROTS
vitamin A
OYSTERS
zink

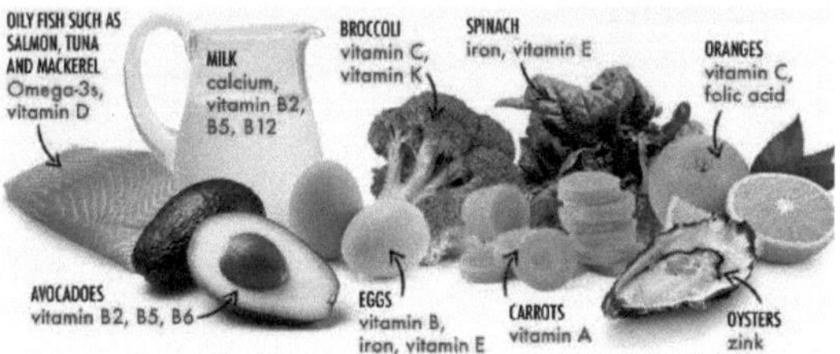

VITAMINAS LIPOSSOLÚVEIS :-

i. **VITAMINA A :-**

- Abrange tanto a vitamina pré-formada - **retinol** - como uma pró-vitamina, **o beta-caroteno**, parte da qual é convertida em retinol na mucosa intestinal.

FUNÇÕES :-

1. Contribui para a produção de pigmentos da retina, necessários para a visão com pouca luz.

2. É necessário para manter a integridade e o funcionamento normal do tecido glandular e epitelial que reveste os tractos intestinal, respiratório e urinário, bem como a pele e os olhos.

3. É anti-infecciosa; a deficiência de vitamina A aumenta a suscetibilidade às infecções e diminui a resposta imunitária.

FONTES :-

- A vitamina A está amplamente distribuída nos alimentos de origem animal e vegetal.
- Em alimentos de origem animal, como vitamina A pré-formada (retinol), e em alimentos vegetais, como provitaminas (carotenos).

a) ALIMENTOS PARA ANIMAIS : Fígado, ovos, manteiga, queijo, leite gordo, peixe e carne

b) ALIMENTOS VEGETAIS : Vegetais de folha verde como os espinafres e o amaranto.

c) ALIMENTOS FORTIFICADOS : Vanaspati, margarina, leite.

DEFICIÊNCIA :-

- Redução da visão nocturna, cegueira devido a lesões da córnea, redução da resistência às infecções.

MANIFESTAÇÕES ORAIS :-

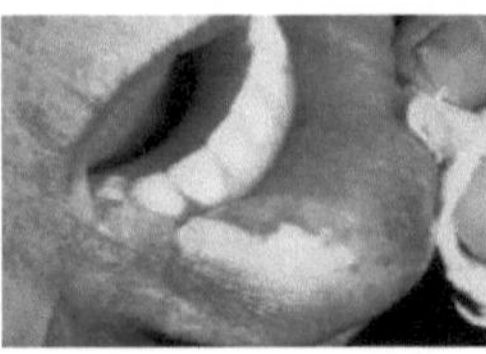

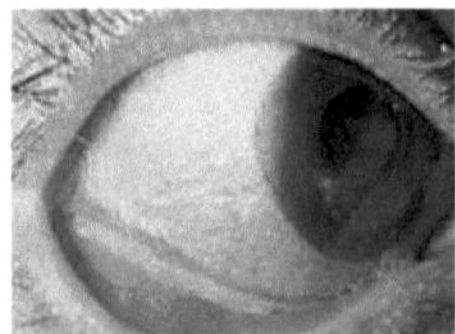

queratose da mucosa **labial xeroftalmia**

ii. VITAMINA D :-

- As formas nutricionalmente importantes da Vitamina D no homem são o **Calciferol (Vitamina D_2)** e **o Colecalciferol (Vitamina D_3).**
- É armazenado em grande parte nos depósitos de gordura.

FUNÇÕES :-

1 **Intestino :-** Favorece a absorção intestinal do cálcio e do fósforo.

2. **Osso:-** Estimula a mineralização normal, aumenta a reabsorção óssea, afecta a maturação do colagénio.

3. **Rim :-** Aumenta a reabsorção tubular de fosfato.

FONTES :-

- Luz solar, leite fortificado, vanaspati e margarina, gema de ovo, cereais fortificados.

DEFICIÊNCIA :-

- Falha na calcificação óssea, raquitismo nas crianças, osteomalácia nos adultos.

MANIFESTAÇÕES ORAIS :-

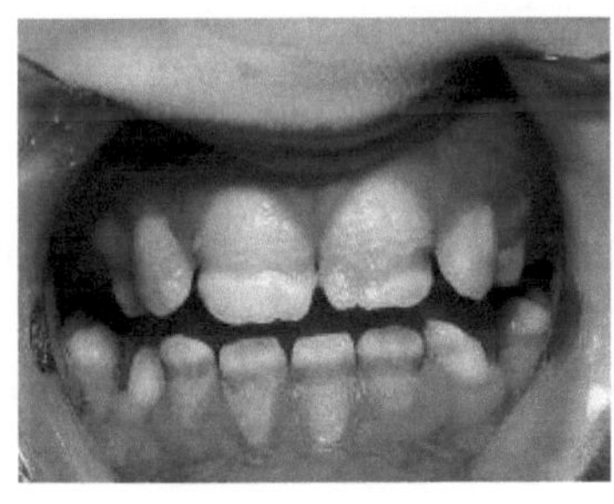

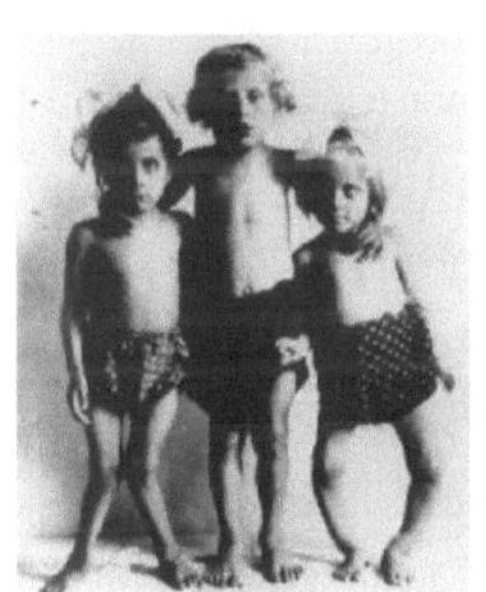

HIPOPLASIA DO ESMALTE

- Mineralização incompleta dos dentes &
- excesso de osso alveolar
- Calcificação da polpa;
- hipoplasia do esmalte

iii. **VITAMINA E (TOCOFEROL) :-**

- A vitamina E está amplamente distribuída nos alimentos.
- As fontes mais ricas são os óleos vegetais, as sementes de algodão, as sementes de girassol, a gema de ovo e a manteiga.
- O nível plasmático de vitamina E nos adultos situa-se **entre 0,8 e 1,4 mg por 100 ml**.
- Pode ocorrer deficiência em bebés prematuros ou em síndromes de má absorção.

MANIFESTAÇÕES ORAIS :-

- Aumento do risco de hemorragia e candidíase
- Outros - aumento do tempo de protrombina e hemorragia.

iv. **VITAMINA K :-**

- A vitamina K ocorre em duas formas principais - **vitamina K_1** e **vitamina K_2.**
- A vitamina K_1 é encontrada principalmente em vegetais verdes frescos, particularmente nos verdes escuros.
- **O leite de vaca** é uma fonte mais rica **(60 mcg/L)** de vitamina K do que **o leite humano (15mcg/L).**
- A vitamina K_2 é sintetizada pelas bactérias intestinais.
- A administração a longo prazo de doses de antibióticos durante mais de uma semana pode suprimir temporariamente a flora intestinal normal (uma fonte de vitamina K_2) e pode causar uma deficiência de vitamina K.
- A vitamina K é armazenada no fígado.
- O papel da vitamina K é o de estimular a produção e/ou a libertação de determinados factores de coagulação.
- Na deficiência de vitamina K, o teor de protrombina do sangue está diminuído e o tempo de coagulação do sangue é prolongado.

MANIFESTAÇÃO ORAL :-

- Aumento do risco de hemorragia e candidíase

NECESSIDADE DIÁRIA :-

- As necessidades de vitamina K do homem são satisfeitas por uma combinação de ingestão alimentar e síntese microbiana no intestino.
- Para adultos:- 0,03 mg/kg

- Os recém-nascidos tendem a ser deficientes em vitamina K devido às reservas mínimas de protrombina à nascença e à falta de uma flora intestinal estabelecida.

VITAMINAS HIDROSSOLÚVEIS :-

v. VITAMINA C :-

- A vitamina C (ácido ascórbico) é uma vitamina solúvel em água.
- É a mais sensível de todas as vitaminas ao calor.
- O homem, o macaco e o porquinho-da-índia são as únicas espécies conhecidas que necessitam de vitamina C na sua alimentação.

FUNÇÕES :-

- Desempenha um papel importante na oxidação dos tecidos.
- É necessário para a formação de colagénio.

FONTES :-

- As principais fontes alimentares de vitamina C são os frutos frescos e os vegetais de folha verde.
- As leguminosas em germinação contêm boas quantidades.
- **A amla**, ou **groselha indiana**, é uma das fontes mais ricas em vitamina C, tanto fresca como seca.
- As goiabas são outra fonte barata mas rica desta vitamina.

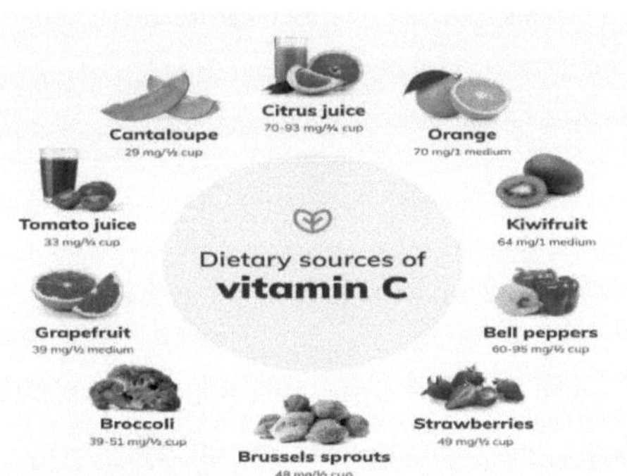

DEFICIÊNCIA :-

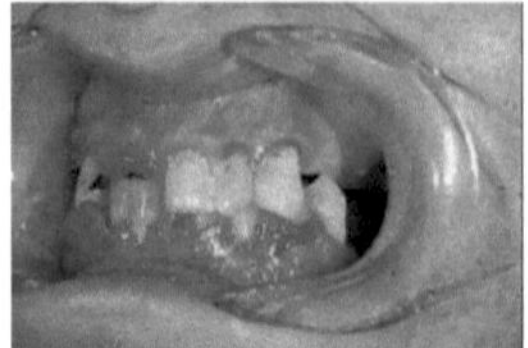

SANGRAMENTO GENGIVAL INFLAMADO

vi. **VITAMINA B_1 (TIAMINA) :-**

- É uma vitamina hidrossolúvel.
- É essencial para a utilização dos hidratos de carbono.

FONTES :-

- Cereais integrais, trigo, grama, levedura, leguminosas, oleaginosas e nozes, especialmente amendoim.
- **O leite** é uma importante fonte de tiamina para os **bebés**.
- A principal fonte de tiamina na dieta da população indiana são os **cereais** (arroz e trigo), que contribuem com **60-85%** do fornecimento total.

PERDAS DE TIAMINA :-

- Perde-se facilmente do arroz durante o processo de moagem.
- Sendo uma vitamina hidrossolúvel, ocorrem perdas adicionais durante a lavagem e a cozedura do arroz.
- Também se perde durante o armazenamento prolongado de frutas e legumes[2].
- Também é destruído em torradas e cereais cozinhados com bicarbonato de sódio.

DEFICIÊNCIA :-

a) Beri-beri

b) Encefalopatia de Wernick

PREVENÇÃO :-

- Pode ser eliminada através da educação das pessoas para uma alimentação equilibrada e mista, contendo alimentos ricos em tiamina (por exemplo, arroz parboilizado e mal cozido) e para deixar de consumir álcool.

- A suplementação direta de grupos de alto risco (por exemplo, mães lactantes) é outra abordagem.

SUBSÍDIOS RECOMENDADOS :-

- O teor corporal de tiamina é de **30 mg** e, se for administrado mais do que isso, perde-se na urina.
- A tiamina deve ser administrada profilaticamente a pessoas com vómitos persistentes ou aspiração gástrica prolongada e a pessoas em jejum prolongado.

vii. VITAMINA B_2 (RIBOFLAVINA) :-

- Tem um papel fundamental na oxidação celular.
- Desempenha um papel importante na manutenção da integridade da estrutura mucocutânea.
- É um co-fator de um certo número de enzimas envolvidas no metabolismo energético.

FONTES :-

- As suas fontes naturais mais ricas são o leite, os ovos, o fígado, os rins e os vegetais de folha verde.
- A germinação aumenta o teor de riboflavina das leguminosas e dos cereais[3].

DEFICIÊNCIA :-

- A lesão mais comum associada à deficiência de riboflavina é a **estomatite angular**, que ocorre frequentemente em crianças malnutridas.
- **Queilose, glossite, dissebácia nasolabial, hiporiboflavinose**.

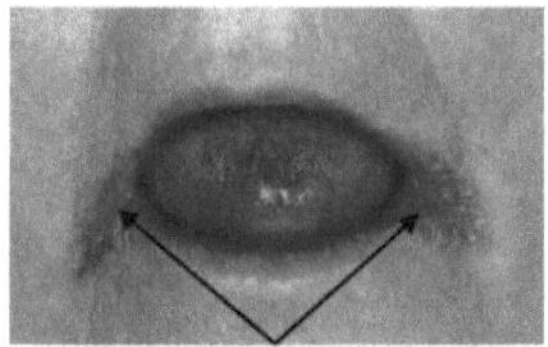

Photo showing bilateral
Angular Cheilitis

MANIFESTAÇÕES ORAIS :-

- queilose angular,
- atrofia das papilas filliformes,
- papilas fungiformes alargadas,
- lábios vermelhos brilhantes,

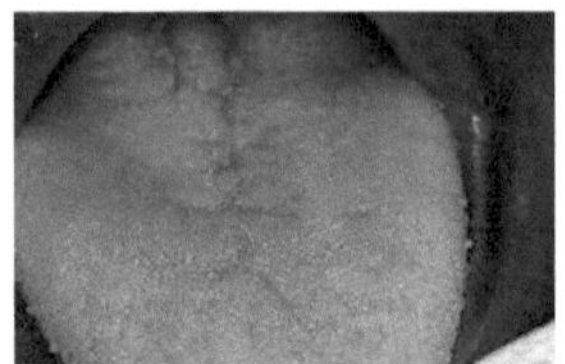

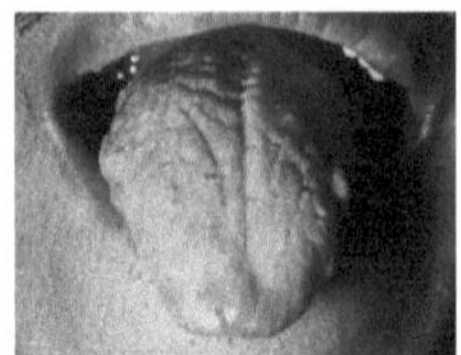

NECESSIDADE DIÁRIA :-

1,96 mg por 1000 kcal de consumo energético.

viii. VITAMINA B_3 (NIACINA) :-

- É essencial para o metabolismo dos hidratos de carbono, das gorduras e das proteínas.
- É também essencial para o funcionamento normal da pele, do intestino e do sistema nervoso.
- Não é excretada na urina como tal, mas é metabolizada em pelo menos 2 derivados metilados principais: N-metil-nicotinamida e N-metil-piridonas[4].

FONTES :-

Fígado, carne de rim, aves de capoeira, peixe, leguminosas e amendoim.

DEFICIÊNCIA :-

Pellagra, a toxicidade provoca vasodilatação, lesões hepáticas, gota e sintomas artríticos

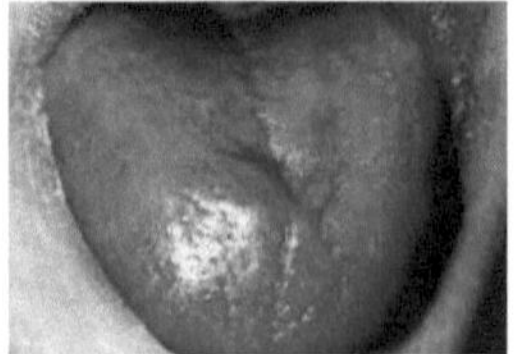

glossite atrófica na pelagra

PREVENÇÃO :-

- Uma boa alimentação mista com leite e/ou carne.
- **A pelagra** é uma doença da pobreza. Com os conhecimentos modernos e as oportunidades de desenvolvimento económico, agrícola e social, esta doença poderia ser eliminada.

REQUISITO :-

12 mg por dia.

ix. VITAMINA B_6 (PIRIDOXINA) :-

- Existe em três formas: **piridoxina, piridoxal e piridoxamina.**
- Desempenha um papel importante no metabolismo dos aminoácidos, das gorduras e dos hidratos de carbono.
- Encontra-se amplamente distribuído nos alimentos, por exemplo, leite, fígado, carne, gema de ovo, peixe, cereais integrais, legumes e vegetais.
- A deficiência de piridoxina está associada a **neurite periférica.**
- As necessidades dos adultos variam diretamente com a ingestão de proteínas.

Adultos :- 2 mg/dia

Gravidez e aleitamento :- 2,5 mg/dia.

x. VITAMINA B_5 (ÁCIDO PANTOTÉNICO) :-

- Contribui para a biossíntese dos corticosteróides.
- O sangue humano contém normalmente **18-35 mg** de ácido pantoténico **por 100 ml,** presente sobretudo nas células sob a forma de **coenzima A**[6].
- A necessidade diária é fixada em **5 mg.**
- Cerca de **3 mg** são excretados diariamente na **urina.**

xi. FOLATE :-

- A designação recomendada é folato, a designação alternativa é folacina e a preparação farmacêutica habitual é ácido fólico.
- O ácido fólico encontra-se nos alimentos sob duas formas: **folatos livres e folatos ligados.**
- No homem, o folato livre é rapidamente absorvido, principalmente a partir da parte proximal do intestino delgado.

- O ácido fólico desempenha um papel na síntese dos ácidos nucleicos (que constituem os cromossomas).
- É também necessária para o desenvolvimento normal das células sanguíneas na medula óssea.

FONTES :-

Fígado, carne, produtos lácteos, ovos, leite, frutos e cereais.

DEFICIÊNCIA :-

- Foi notificada em bebés que receberam alimentos lácteos submetidos a esterilização pelo calor.
- É comum na gravidez e na lactação, onde as necessidades são maiores.
- Anemia megaloblástica, glossite, queilose e perturbações gastrointestinais como diarreia, distensão e flatulência[5].

xii. VITAMINA B_{12} :-

- Vitamina B_{12} coopera com o folato na síntese do ADN, pelo que a deficiência de qualquer um deles leva à **megaloblastose**[7].
- Contribui para a síntese dos ácidos gordos da mielina.

FONTES :-

- Fígado, rim, carne, peixe, ovos, leite e queijo.
- É também sintetizada por bactérias no cólon.
- O fígado é o principal local de armazenamento de vitamina B_{12}.
- Cerca de 2 mg são armazenados no fígado e outros 2 mg noutras partes do corpo.

DEFICIÊNCIA :-

- Anemia megaloblástica (anemia perniciosa),
- Lesões neurológicas desmielinizantes da medula espinal
- Infertilidade em espécies animais.

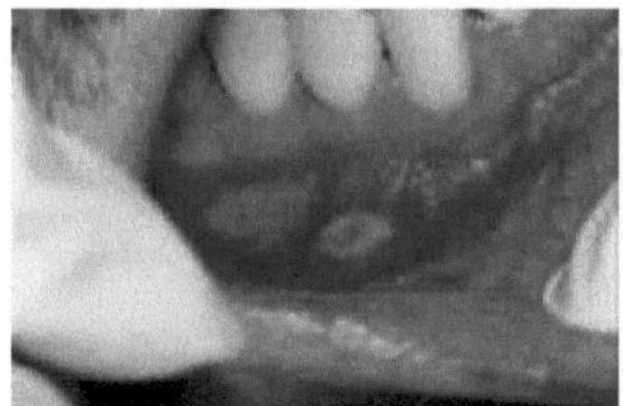

ulceração aftosa

MANIFESTAÇÕES ORAIS :-

- Quilose angular,
- mucosite, estomatite,
- boca dorida ou a arder,
- hemorragia gengival,
- halitose,
- displasia epitelial da mucosa oral,
- parestesia oral,
- descolamento das fibras periodontais,
- perda ou distorção do paladar,
- ulceração, gengivite ulcerosa,
- língua desnudada,
- glossite,
- glossodinia,
- A língua é vermelha "carnuda", lisa e brilhante,
- atraso na cicatrização de feridas,
- xerostomia
- perda óssea,

REQUISITO :-

a) **Adultos normais :** 2,2 mcg

b) **Gravidez :** +0,25 mcg

c) **Lactação :** +1,0 mcg

d) **Bebés e crianças :** 2,2 mcg

EFEITOS NA SAÚDE ORAL :-

- A vitamina A é essencial para o desenvolvimento e a integridade contínua de todos os órgãos e tecidos do corpo, incluindo a mucosa epitelial da cavidade oral.
- A vitamina A e o beta-caroteno são muito importantes para o crescimento e desenvolvimento do periodonto, dos dentes, das glândulas salivares e do epitélio oral.
- A vitamina A é vital para a cicatrização de feridas, uma vez que contribui para a epitelização, a formação de colagénio e a resposta imunitária durante a fase de inflamação da cicatrização.
- A vitamina C é essencial para a síntese de colagénio, cuja formação defeituosa leva à perda de tecido conjuntivo, hemorragia gengival e mobilidade dentária[8].
- A vitamina C tem também propriedades antioxidantes.
- A vitamina D, o Ca e o P são essenciais para a formação dos ossos e dos dentes.
- A deficiência durante o período crítico de crescimento leva a um atraso no desenvolvimento da mandíbula, dos dentes e dos côndilos, à redução da qualidade do esmalte e da dentina dos dentes, à reabsorção generalizada do osso da mandíbula e à perda do ligamento periodontal[10].
- A vitamina E e o selénio têm propriedades antioxidantes.

xiii. MINERAIS :-

- Existem mais de **50** elementos químicos no corpo humano que são necessários para o crescimento, a reparação e a regulação das funções vitais do organismo.
- Representam cerca de **4%** do peso corporal[9].
- Estão divididos em três grandes grupos

1. **Essenciais:-** Cálcio, fosfato, sódio, potássio, magnésio (estes são necessários a partir de fontes dietéticas em quantidades superiores a **100 mg por dia**).
2. **Oligoelementos:** - Ferro, iodo, flúor, zinco, cobre, cobalto, crómio, manganês, molibdénio, selénio, níquel, estanho, silício e vanádio (são elementos necessários ao organismo em quantidades inferiores a alguns miligramas por dia).
3. **Contaminantes vestigiais:** - Chumbo, mercúrio, bário, boro e alumínio.

FUNÇÕES :-

Fornece estrutura para ossos e dentes.

- Manter o ritmo cardíaco normal, a contração muscular, a condução nervosa e o equilíbrio ácido-base.

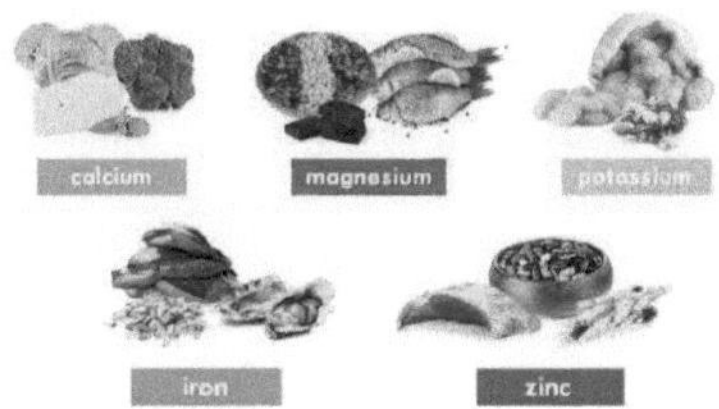

a. **CÁLCIO :-**

- É um dos principais elementos minerais do organismo.
- Constitui **1,5-2%** do peso corporal de um ser humano adulto.
- A quantidade de cálcio no sangue é normalmente de cerca de **10 mg/dl**.
- Um corpo adulto médio contém cerca de **1200 g** de cálcio, dos quais **98%** se encontram nos ossos.
- O feto em desenvolvimento necessita de cerca de **30 g** de cálcio.

FUNÇÕES :-

1. O cálcio ionizado no plasma tem muitas funções vitais, incluindo a formação de ossos e dentes,
2. Coagulação do sangue,
3. Contração dos músculos,
4. Ação cardíaca,
5. Produção de leite,
6. Manter as membranas das células intactas.
7. Desempenha também um papel crucial na transformação da luz em impulsos eléctricos na retina.

FONTES :-

- As melhores fontes naturais são o leite e os produtos lácteos (por exemplo, queijo, requeijão, leite magro e leite com manteiga), os ovos e o peixe.
- As fontes alimentares mais baratas são os vegetais de folha verde, os cereais e o painço.
- O painço **"ragi"** é rico em cálcio[12].

ABSORÇÃO :-

- Cerca de **20-30%** do cálcio dietético é normalmente absorvido.
- A absorção do cálcio é reforçada pela vitamina D e diminuída pela presença de fitatos, oxalatos e ácidos gordos na alimentação.

REQUISITO :-

- **1000 mg** para adultos.
- As necessidades fisiológicas são mais elevadas nas crianças, nas grávidas e nas mães que amamentam.

b. FÓSFORO :-

- O fósforo é essencial para a formação dos ossos e dos dentes.
- Desempenha um papel importante em todos os metabolismos.
- Um corpo humano adulto contém cerca de **400-700 g** de fósforo[11].
- Encontra-se amplamente distribuído nos géneros alimentícios.
- Uma grande parte do fósforo presente nos alimentos vegetais ocorre em combinação com a fitina e só está disponível para o organismo numa percentagem de **40-60%**.

c. SÓDIO :-

- O sódio encontra-se em todos os fluidos corporais.
- O corpo humano adulto contém cerca de **100 g** de ião sódio.
- O sódio encontra-se em muitos alimentos e é também adicionado aos alimentos durante a cozedura sob a forma de cloreto de sódio.
- O sódio é perdido do corpo através da urina e do suor.
- O esgotamento do cloreto de sódio provoca cãibras musculares.
- As necessidades de cloreto de sódio dependem do clima, da profissão e da atividade física.
- As necessidades dos adultos são de **5 g por dia**.

d. POTÁSSIO :-

- O corpo humano adulto contém cerca de **250 g** de potássio.
- O potássio é vasoativo, aumenta o fluxo sanguíneo e mantém as necessidades metabólicas dos tecidos.
- Os suplementos de potássio reduzem a tensão arterial.
- A relação ideal desejável entre sódio e potássio na dieta é de **1:1 (mmol).**

e. **MAGNÉSIO :-**

- O magnésio é um constituinte dos ossos e está presente em todas as células do corpo.
- O corpo humano adulto contém cerca de **25 g** de magnésio.
- O magnésio é essencial para o metabolismo normal do cálcio e do fósforo.
- A deficiência de magnésio pode ocorrer em alcoólicos crónicos, cirrose hepática, toxemias da gravidez, desnutrição proteico-energética e síndrome de má absorção.
- As caraterísticas clínicas atribuídas à deficiência de magnésio são: irritabilidade, tétano, hiper-reflexia.
- Estima-se que as necessidades sejam de cerca de **440 mg/dia** para adultos.

f. **FERRO :-**

- O corpo humano adulto contém entre **3-4 g** de ferro.
- **60-70%** está presente no sangue (ferro Hb) como ferro circulante, e o restante (1 a 1,5 g) como ferro armazenado[14].
- Cada grama de hemoglobina contém **3,34 mg** de ferro.

FUNÇÕES :-

1. O ferro é necessário para a formação da hemoglobina e para o desenvolvimento e funcionamento do cérebro,
2. regulação da temperatura corporal, da atividade muscular e do metabolismo das catecolaminas.
3. A falta de ferro afecta diretamente o sistema imunitário.
4. O ferro é essencial para ligar o oxigénio às células sanguíneas.

FONTES :-

- Existem duas formas de ferro, o ferro heme e o ferro não heme.
- Os alimentos ricos em ferro hemático são o fígado, a carne, as aves e o peixe.
- Os alimentos que contêm ferro não hémico são os de origem vegetal. Por exemplo, cereais, legumes de folha verde, leguminosas, frutos de casca rija, oleaginosas, jaggery e frutos secos.
- São importantes fontes de ferro na dieta de uma grande maioria da população indiana.

DEFICIÊNCIA DE FERRO :-

- Foram descritas três fases da deficiência de ferro:

a) Primeira fase caracterizada por uma diminuição do armazenamento de ferro sem quaisquer outras anomalias detectáveis.

b) Uma fase intermédia de "deficiência latente de ferro", ou seja, as reservas de ferro estão esgotadas, mas ainda não ocorreu anemia.

c) A terceira fase é a deficiência de ferro manifesta (quando há uma diminuição da concentração de hemoglobina circulante devido a uma síntese de hemoglobina deficiente).

g. **IODINE :-**

- O iodo é um micronutriente essencial.
- É necessária para a síntese das hormonas da tiroide, tiroxina (T_4) e triiodotironina (T_3)[15].
- O iodo é essencial em quantidades mínimas para o crescimento e desenvolvimento normais e para o bem-estar de todos os seres humanos.
- O corpo humano adulto contém cerca de 50 mg de iodo.
- O nível sanguíneo é de cerca de 8-12 microgramas/dl.

FONTES :-

- As melhores fontes são os alimentos do mar (por exemplo, peixe do mar, sal marinho) e o óleo de fígado de bacalhau.
- Cerca de 90 por cento do iodo provém dos alimentos ingeridos; o restante provém da água potável.

DEFICIÊNCIA :-

a) Goitre

b) Hipotiroidismo

c) Atraso no desenvolvimento físico e perturbação da função mental

d) Aumento da taxa de aborto espontâneo e de nados-mortos

e) Cretinismo neurológico e

f) Cretinismo mixoedematoso

REQUISITO :-

Para adultos :- 150 microgramas

Durante a gravidez :- 250 mcg por dia (recomendação da OMS)

AVALIAÇÃO EPIDEMIOLÓGICA DA DEFICIÊNCIA DE IODO :-

- Os seguintes indicadores são úteis a este respeito:

a) Prevalência de bócio

b) Prevalência do cretinismo

c) Excreção urinária de iodo
d) Medição da função tiroideia através da determinação dos níveis séricos de tiroxina (T_4) e da hormona tirotrópica hipofisária (TSH) e
e) Prevalência do hipotiroidismo neonatal.

h. **FLUORINA :-**

- É o elemento mais abundante na natureza.
- Como é altamente reativo, nunca é encontrado na sua forma gasosa elementar, mas apenas na forma combinada.
- Cerca de 96% do flúor existente no organismo encontra-se nos ossos e nos dentes[16].
- O flúor é essencial para a mineralização normal dos ossos e para a formação do esmalte dentário.

FONTES :-

a) **Água potável:** Na maior parte da Índia, o teor de flúor da água potável é de cerca de 0,5 mg/L, mas em áreas endémicas de fluorose, pode ser tão elevado como 3-12 mg/L.
b) **Alimentos :** Os fluoretos encontram-se em vestígios em muitos alimentos, mas alguns alimentos como o peixe do mar, o queijo e o chá são ricos em fluoretos.

DEFICIÊNCIA/ EXCESSO :-

- É frequentemente designada como uma espada de dois gumes.
- A ingestão prolongada de fluoretos através da água potável em excesso das necessidades diárias está associada à fluorose dentária e esquelética;
- E uma ingestão inadequada com cáries dentárias.

REQUISITOS :-

- O nível recomendado de fluoretos na água potável na Índia é de 0,5 a 0,8 mg por litro.
- Nos países temperados, onde a ingestão de água é baixa, o nível ótimo de fluoretos na bebida é aceite como sendo de 1 a 2 mg por litro[18].

OUTROS OLIGOELEMENTOS :-

1. **ZINCO :-**

- É um componente de mais de 300 enzimas.
- É necessária para a síntese de insulina pelo pâncreas e para a função imunitária.

- O nível plasmático de zinco é de cerca de 96 µg por 100 ml para adultos saudáveis[17].
- 89 µg por 100 ml para crianças saudáveis.
- O corpo médio de um adulto contém 1,4 a 2,3 g de zinco.
- A deficiência de zinco resulta em falhas de crescimento e infantilismo sexual nos adolescentes, perda do paladar e atraso na cicatrização de feridas.
- **Para adultos dose diária para homens:** 17 mg por dia
- **Para mulheres:** 13,2 mg por dia
- **Para crianças:** 10 mg por dia
- **Para bebés :** 5 mg

2. <u>COBRE</u> :-

- Encontra-se amplamente distribuído na natureza.
- A quantidade de cobre no corpo de um adulto situa-se entre 100-150 mg.
- A carência ou o excesso deste elemento é muito raro.
- A hipocupremia ocorre em doentes com nefrose, doença de Wilson e desnutrição proteico-energética e em bebés alimentados durante longos períodos exclusivamente com leite de vaca.
- A hipercupremia resulta de uma ingestão excessiva que pode ocorrer devido à ingestão de alimentos preparados em recipientes de cobre, várias infecções agudas e crónicas (leucemia, doença de Hodgkin, anemia grave, enfarte do miocárdio e hipertiroidismo[20].
- A necessidade de cobre para adultos é de 2 mg por dia.

3. <u>COBALT</u> :-

- É necessário para a primeira fase da produção hormonal.
- Recentemente, a deficiência de cobalto e o rácio cobalto-iodo no solo demonstraram produzir bócio nos seres humanos.

4. <u>SELÉNIO</u> :-

- O primeiro relatório sobre a deficiência de selénio no homem surgiu em 1961, e um relatório semelhante em 1967.
- A administração de selénio a crianças com kwashiorkor resultou num aumento significativo do peso.
- A deficiência de selénio, especialmente quando combinada com a deficiência de vitamina E, reduz a produção de anticorpos.
- A dose recomendada de selénio é de 40 µg/dia.

5. <u>MOLYBDENUM</u> :-

- O excesso de absorção produz deformações ósseas.
- Por outro lado, a carência de molibdénio está associada ao cancro da boca e do esófago.

EFEITOS NA SAÚDE ORAL :-

- O cálcio, associado à vitamina D e ao fósforo, é essencial para o desenvolvimento correto e a manutenção dos tecidos mineralizados, como os dentes e os ossos.
- A deficiência durante os períodos de desenvolvimento resulta na hipomineralização dos dentes.
- Os fluoretos têm um efeito anticárie nos dentes.
- A presença de flúor durante os estágios de desenvolvimento resulta na formação de fluorapatita, que é resistente à dissolução ácida.
- A anemia por deficiência de ferro manifesta-se na cavidade oral pela palidez dos tecidos orais, especialmente da língua.
- A deficiência de zinco pode inibir a formação de colagénio e reduz a imunidade mediada por células.
- O efeito do zinco na modificação dos mecanismos de defesa periodontal foi demonstrado em coelhos[19].

4. PERFIS NUTRICIONAIS DOS PRINCIPAIS ALIMENTOS

1. **Cereais e painço**
2. **Leguminosas**
3. **Legumes**
4. **Frutas de casca rija e oleaginosas**
5. **Frutos**
6. **Alimentos para animais**
7. **Gorduras e óleos**
8. **Açúcar e açúcar mascavado**
9. **Condimentos e especiarias**
10. **Diversos**

1. CEREAIS :-

- Constituem a maior parte da dieta diária.
- O arroz é o alimento básico de mais de metade da raça humana.
- A seguir ao arroz, o trigo é o cereal mais importante.
- O milho ocupa o segundo lugar no consumo mundial, a seguir ao arroz e ao trigo.
- Os cereais são as principais fontes de energia (hidratos de carbono).
- Contribuem também com quantidades significativas de proteínas (6-12%), minerais e vitaminas do grupo B.
- Fornecem 350 kcal por 100 gramas.
- Contribuem com 70 a 80 por cento da ingestão total de energia e mais de 50 por cento da ingestão de proteínas nas dietas típicas indianas.
- As proteínas dos cereais são pobres em qualidade nutritiva.
- Assim, os cereais são consumidos com leguminosas, na dieta tradicional indiana.
- Os cereais e as proteínas de leguminosas complementam-se mutuamente e proporcionam uma ingestão de proteínas mais equilibrada e "completa".

A. ARROZ :-

- É o alimento básico de mais de metade da raça humana.
- O teor de proteínas do arroz varia de 6 a 9%.
- É uma boa fonte de vitaminas do grupo B.
- O processo de moagem priva o grão de arroz dos seus valiosos elementos nutritivos.

- O grão de arroz é sujeito a uma maior perda de nutrientes essenciais durante o processo de lavagem e cozedura.
- A lavagem em grandes quantidades de água removeria até 60 por cento das vitaminas e minerais solúveis em água.
- A prática de cozer o arroz em grandes quantidades de água e escorrer o excesso de água no final da cozedura leva a uma maior perda de vitaminas do grupo B.
- A parboilização (cozedura parcial no vapor) é uma técnica indiana antiga que permite conservar a qualidade nutritiva do arroz.
- A desvantagem da parboilização é o desenvolvimento de um cheiro peculiar ou "sabor estranho".

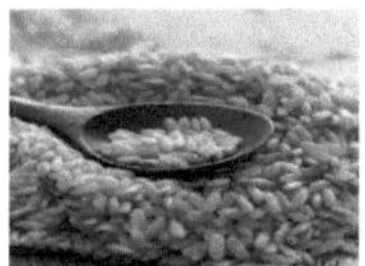

B. TRIGO :-

- Na Índia, a maior parte do trigo é consumida como farinha de trigo integral ou atta.
- Quanto mais branca for a farinha, maior será a perda de vitaminas e minerais.

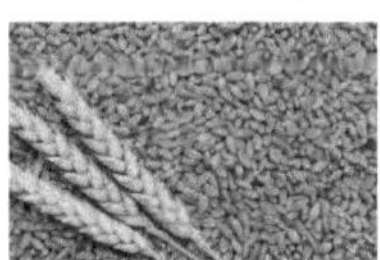

C. MILHO :-

- O milho (corn, bhutta) ocupa o primeiro lugar no consumo mundial, a seguir ao arroz e ao trigo.
- É também utilizado como alimento para bovinos e aves de capoeira.
- A variedade amarela do milho contém uma quantidade significativa de pigmentos carotenóides.
- É utilizado no fabrico de alimentos para o pequeno-almoço, como os cornflakes.

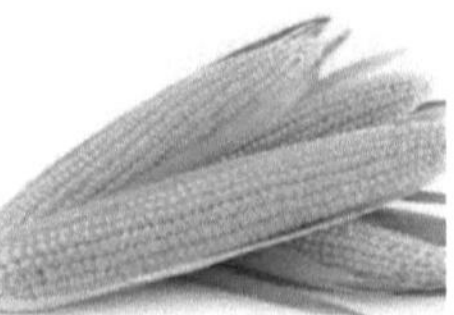

D. **MILHARES :-**

- O termo "painço" é utilizado para os grãos mais pequenos que são moídos e consumidos sem que a camada exterior seja removida.
- São eles o jowar (sorgo), o bajra (painço de pérola), o ragi, o kodo e alguns outros conhecidos como "painços menores" ou pseudocereais[22].

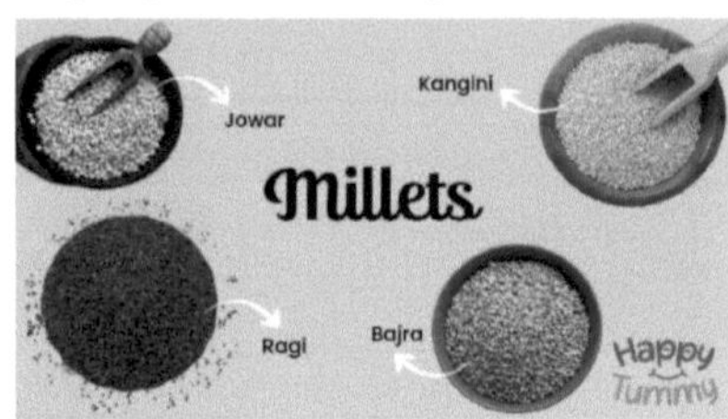

E. **JOWAR (SORGO) :-**

- É também conhecido como milho kaffir ou Milo.
- É uma das principais culturas cultivadas na Índia, a seguir ao trigo e ao arroz.
- O teor de proteínas do jowar varia de 9 a 14%.

F. **BAJRA (PAINÇO DE PÉROLA) :-**

- A bajra é cultivada extensivamente nas zonas secas do norte e da península da Índia.
- O teor de proteínas varia de 10 a 14%.
- A bajra contém quantidades significativas de vitaminas do grupo B e de minerais como o cálcio e o ferro.

G. **RAGI :-**

- É um painço popular em Andhra e Karnataka.
- É o mais barato dos painços.
- A farinha de Ragi é cozinhada e consumida como papa.

2. **LEGUMINOSAS SECAS (LEGUMES) :-**

- Inclui uma variedade de gramas, também conhecidas como dhals.
- As leguminosas mais consumidas são a grama de Bengala (chana), a grama vermelha (tuvar ou arhar), a grama verde (mung) e a grama preta (urd).
- Outros incluem as lentilhas (masur), as ervilhas e os feijões, incluindo a soja.

- O consumo excessivo de Khesari dhal (*lathyrus sativus)* está associado ao paratirismo.
- As leguminosas contêm 20 a 25 por cento de proteínas, o que é o dobro do que se encontra no trigo e o triplo do que se encontra no arroz.
- Além disso, as leguminosas são ricas em minerais e vitaminas do grupo B.
- As leguminosas são chamadas "a carne dos pobres".
- Na Índia, são consumidos tanto pelos ricos como pelos pobres.

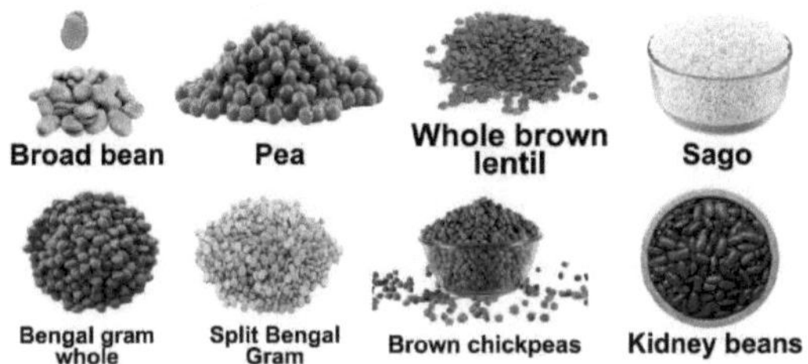

<u>SOYABEAN</u> :-

- É a mais rica entre as leguminosas.
- Contém cerca de 40 por cento de proteínas, 20 por cento de gordura e 4 por cento de minerais.
- Pode ser cozinhado e consumido como dhal.

3. <u>VEGETAIS</u> :-

- São classificados como **"alimentos protectores".**
- Têm um maior teor de água, um baixo teor energético e proteico e quantidades variáveis de "fibra alimentar".
- Estão divididos em três grupos: **"folhas verdes"**, **"raízes e tubérculos"** e **"outros".**

a) FOLHAS VERDES :-

- Entre eles contam-se o palak (espinafres), o amaranto, a couve, o feno-grego (methi), etc.
- Quanto mais escuras forem as folhas verdes, maior será o seu valor nutritivo.
- São fontes ricas de carotenos, cálcio, ferro e vitamina C.
- Têm um baixo valor calórico (25 a 50 kcal por 100 g).
- A dose diária recomendada é de 40 g para um adulto.

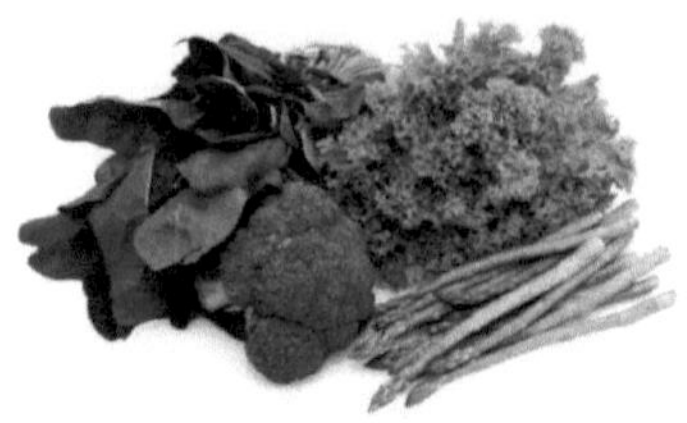

b) **RAÍZES E TUBÉRCULOS :-**

- Inclui: batata, batata-doce, tapioca, inhame, cenoura, cebola, rabanete e Colocasia.
- Em tempos de escassez de cereais, a batata, a batata-doce e a tapioca servem como alimentos subsidiários durante períodos limitados.
- A dose diária recomendada é de 50 a 60 g para um adulto.

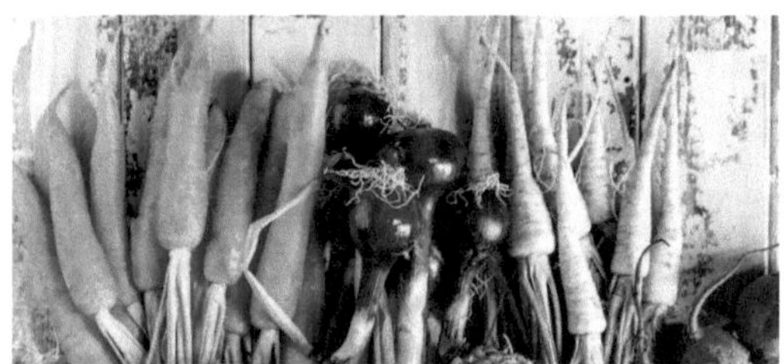

c) **OUTROS LEGUMES :-**

- Incluem a couve-brócolo, o tomate, a couve-flor, etc.
- Trazem variedade à dieta.
- Alguns legumes, como o feijão, as coxas e a manga verde, contêm quantidades razoáveis de ferro.
- A dose diária recomendada é de 60 a 70 gramas.

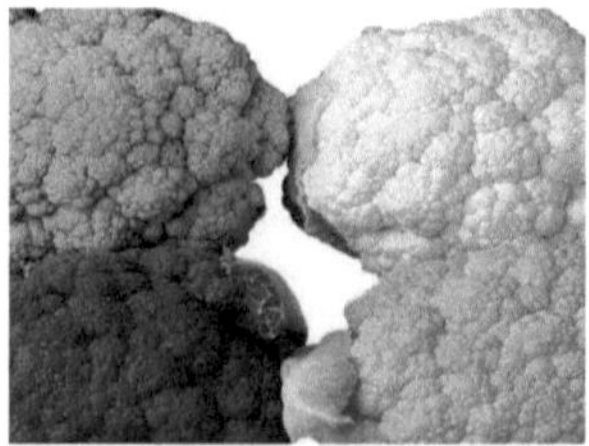

4. FRUTOS SECOS E SEMENTES OLEAGINOSAS :-

- Inclui - amendoim (amendoim)

- Inclui: amendoim, castanha de caju, coco, nozes, amêndoas, pistácios, sementes de mostarda, sementes de sésamo, sementes de algodão, sementes de girassol, etc.
- Relativamente ao teor de gordura, as nozes contêm 64,5 por cento, as amêndoas 58,7 por cento, os cajus 46,9 por cento e os amendoins 40 por cento.
- As nozes são boas fontes de vitamina do grupo B.
- Os cajus e as amêndoas são boas fontes de ferro, mas o pistácio é o mais rico, contendo 14 mg de ferro por 100 g.

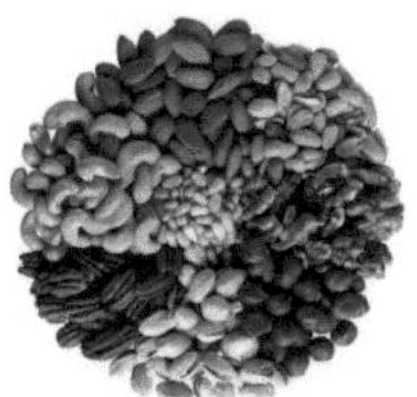

5. <u>FRUTAS</u> :-

- São alimentos protectores.
- Podem ser consumidos crus e frescos.
- A maioria dos frutos contém quantidades significativas de ácido ascórbico, como a laranja, a goiaba e a groselha indiana (amla).
- A papaia e a manga são excelentes fontes de caroteno.
- Frutos como o sitaphal (ananás) são ricos em cálcio.
- Os frutos secos como as passas, as tâmaras e os alperces são boas fontes de cálcio e ferro.
- Frutas como a banana e a manga contêm boas quantidades de hidratos de carbono e funcionam como uma boa fonte de energia.
- As frutas contêm celulose, que ajuda a regular o trânsito intestinal.
- A ingestão diária recomendada de 85 gramas é recomendada para a manutenção de uma boa saúde.

6 . <u>ALIMENTOS DE ORIGEM ANIMAL</u> :-

- Os alimentos de origem animal incluem carne, aves de capoeira, peixe, ovos, leite e produtos lácteos.

- Fornecem proteínas de alta qualidade (contendo todos os aminoácidos essenciais) e boas quantidades de gordura, para além de algumas vitaminas e minerais.
- Entre os alimentos de origem animal, o leite de vaca e o ovo de galinha são talvez os dois alimentos mais "quase perfeitos" da natureza.
- **Leite :**
- O leite é o melhor e mais completo de todos os alimentos.
- É uma mistura fina de todos os nutrientes necessários ao crescimento e desenvolvimento dos mais pequenos. Assim, o leite é uma boa fonte de proteínas, gorduras, açúcares, vitaminas e minerais.
- Os leites animais contêm quase três vezes mais proteínas do que o leite humano.
- O leite é consumido sob diversas formas - leite gordo, manteiga, ghee, queijo, leite seco e condensado, khoa, gelado, etc.
- O leite ao qual foi retirada a gordura é conhecido como "leite desnatado".
- É desprovido de gordura e de vitaminas lipossolúveis, mas é uma boa fonte de proteínas lácteas e de cálcio.

Leite tonificado :-

- Trata-se de uma mistura de leite natural e de leite "inventado".
- Contém 1 parte de água, 1 parte de leite natural e 1/8 de leite em pó desnatado

Leite vegetal :-

- O leite preparado a partir de certos alimentos vegetais (amendoim, soja) é designado por "leite vegetal".
- Pode ser utilizado como substituto do leite animal.

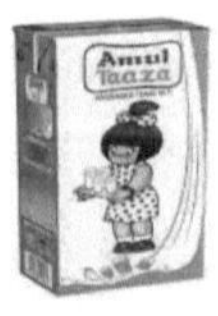

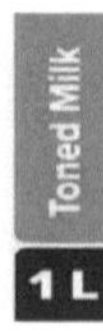

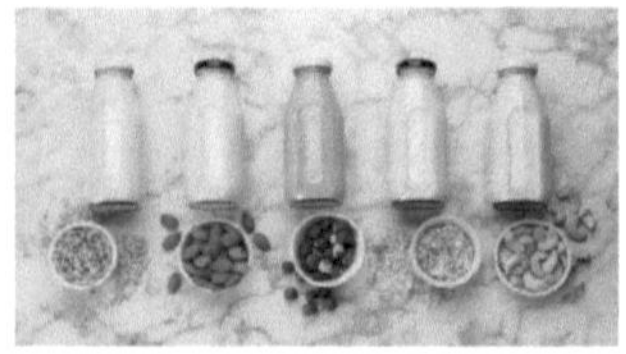

- **Ovo :-**
- O ovo contém todos os nutrientes, exceto hidratos de carbono e vitamina C.
- Cerca de 12% do ovo é feito de casca, 58% de clara e 30% de gema.

- Um ovo de 60 gramas contém 6 g de proteínas, 6 g de gordura, 30 mg de cálcio e 1,5 mg de ferro e fornece cerca de 70 kcal de energia.
- **Peixe :-**
- O peixe é um alimento nutritivo rico em proteínas (15 a 25%) com um bom valor biológico e um equilíbrio satisfatório de aminoácidos.
- Os óleos de fígado de peixe são a fonte mais rica de vitaminas A e D.
- As espinhas de peixe, quando ingeridas, são uma excelente fonte de cálcio, fósforo e fluoretos.
- Os frutos do mar, as ostras e as lagostas são os mais ricos em iodo.
- O valor nutritivo da dieta é grandemente aumentado pela inclusão de peixe.
- **Carne :-**
- O termo "-carne" aplica-se à carne de bovinos, ovinos e caprinos.
- As carnes contêm 15 a 20 por cento de proteínas, o que é menos do que as encontradas nas leguminosas, mas as proteínas da carne são uma boa fonte de aminoácidos essenciais [23].
- O ferro contido na carne (2 a 4 mg por 100 g) é mais facilmente absorvido do que o ferro contido nos vegetais e esta é outra das principais qualidades da carne.

7. **GORDURAS E ÓLEOS :-**

- As gorduras que são líquidas à temperatura ambiente são designadas por óleos.
- As gorduras e os óleos são boas fontes de energia e de vitaminas lipossolúveis.

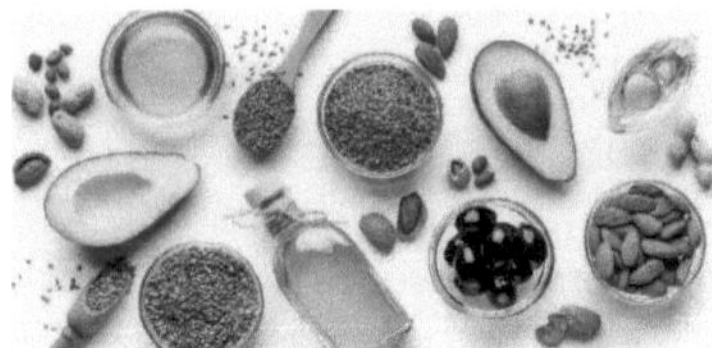

8. **AÇÚCAR E AÇÚCAR MASCAVADO :-**

- Estes são alimentos ricos em hidratos de carbono.
- O açúcar é produzido a partir da cana-de-açúcar na Índia.
- O jaggery é preparado a partir da cana-de-açúcar na Índia e é consumido em vez do açúcar.
- Contém quantidades úteis de caroteno e ferro provenientes das panelas.

- O mel é composto por cerca de 75 por cento de açúcares, principalmente frutose e glucose.

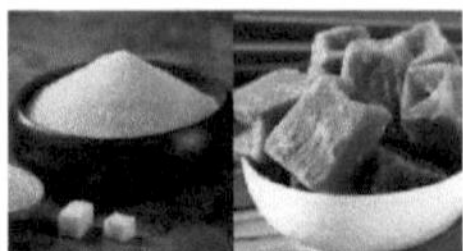

9. CONDIMENTOS E ESPECIARIAS :-

- Estes incluem asafoetida, cardamomo, malaguetas, alho, cravinho, gengibre, mostarda, pimenta, tamarindo, curcuma, etc.
- São utilizados principalmente para melhorar a palatabilidade dos alimentos e estimular o apetite.
- O consumo excessivo de condimentos está associado à úlcera péptica.

10. DIVERSOS :-

- **Bebidas:** incluem as bebidas que são apreciadas pelo seu sabor ou pelas suas propriedades estimulantes. Podem ser classificadas da seguinte forma :
  (i) Café, chá, cacau.
  (ii) Refrigerantes: água gaseificada, limonada, pepsi cola, sumos de fruta, etc.
  (iii) Bebidas alcoólicas: vinho, cerveja, whisky e preparações tradicionais. As bebidas alcoólicas são ricas em calorias.

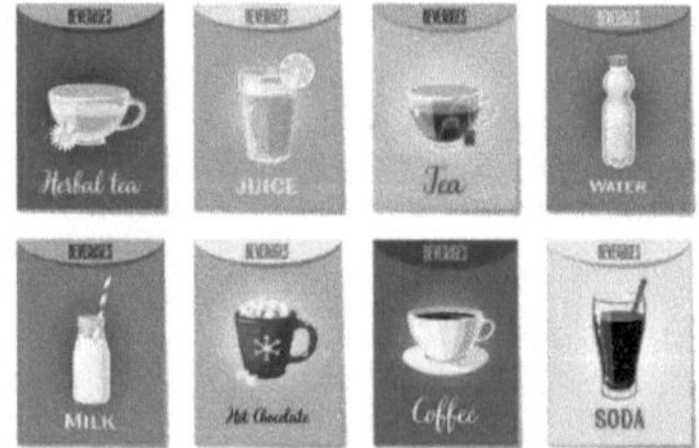

- **Café, chá e cacau :**

(a) Café :

- O café contém cafeína (0,6 a 2,0 por cento), óleos voláteis (cafeol) e ácido tânico. A cafeína é um estimulante do sistema nervoso.

(b) Chá

- Existem duas variedades principais de chá - o verde e o preto.

- O chá verde, que é mais adstringente do que a variedade preta, é popular na China, no Japão e em Assam.
- A composição química do chá é a seguinte :
  - (i) cafeína : 2 a 6 por cento;
  - (ii) ácido tânico: 6 a 12 por cento;
  - (iii) teofilina: vestígios; e
  - (iv) óleos essenciais voláteis: 5 por cento.

(c) Cacau :

- O cacau é obtido a partir de sementes de cacau.
- É rico em gordura e contém teobromina, que tem propriedades estimulantes.

- **Refrigerantes** :
- Os principais ingredientes dos refrigerantes são o dióxido de carbono, os açúcares, os ácidos, como o ácido cítrico ou o ácido tartárico, e os corantes e aromatizantes.
- As bebidas de fruta incluem sumos de fruta, abóboras e cordiais.
- As abóboras e os licores de frutos são diluídos em água antes de serem consumidos.

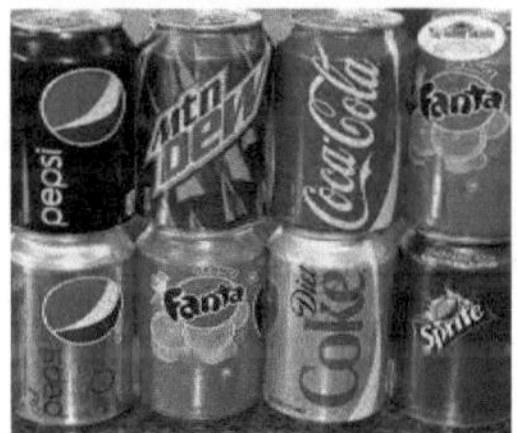

- **Bebidas alcoólicas :**
- São eles a cerveja, o whisky, o rum, o gin, a araca, etc.
- O teor alcoólico destas bebidas varia muito, desde 5 a 6 por cento nas cervejas até 40 a 45 por cento no whisky, rum, gin e brandy.

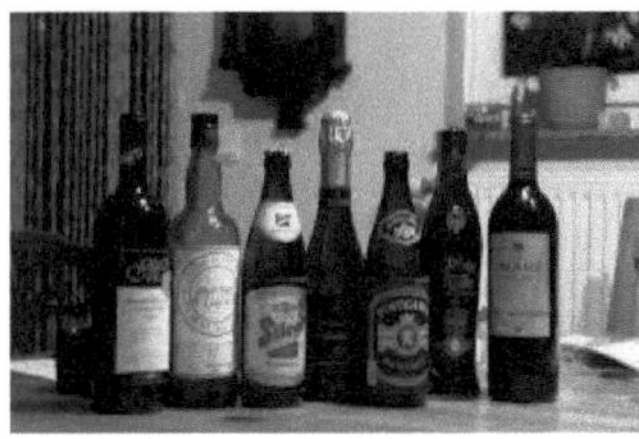

- **Vinagre :**

- O vinagre natural é produzido a partir da fermentação de frutos, malte e melaço.
- O vinagre sintético não deve ser prejudicial se não contiver chumbo, cobre, arsénico ou ácidos minerais.

5. DIETA EQUILIBRADA

- Um regime alimentar equilibrado é definido como aquele que contém uma variedade de alimentos em quantidades e proporções tais que satisfaçam as necessidades de energia, aminoácidos, vitaminas, minerais, gorduras, hidratos de carbono e outros nutrientes.
- É necessário para manter a saúde, a vitalidade e o bem-estar geral, e também fornece uma pequena provisão de nutrientes suplementares para suportar períodos curtos de magreza.
- Na elaboração de uma alimentação equilibrada, é necessário ter em conta os seguintes princípios :

  (a) Em primeiro lugar, devem ser satisfeitas as necessidades diárias de proteínas. Isto equivale a 10-15% da ingestão diária de energia.

  (b) Em seguida, vem a necessidade de gordura, que deve ser limitada a 15-30 por cento da ingestão diária de energia

  (c) Os hidratos de carbono ricos em fibras naturais devem constituir a restante energia alimentar.

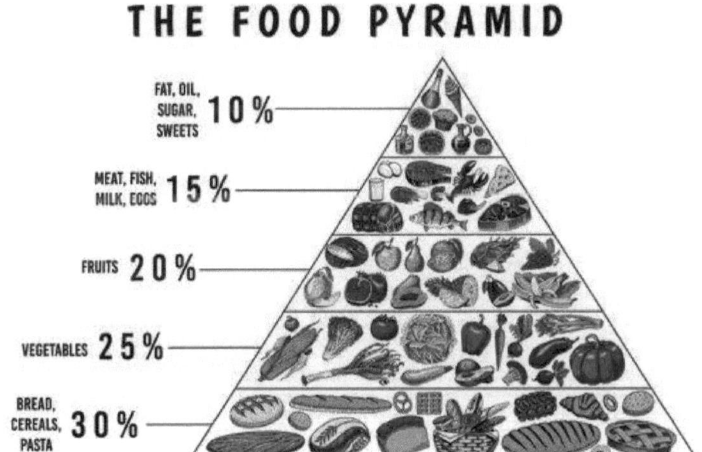

THE FOOD PYRAMID

FAT, OIL, SUGAR, SWEETS 10 %

MEAT, FISH, MILK, EGGS 15 %

FRUITS 20 %

VEGETABLES 25 %

BREAD, CEREALS, PASTA 30 %

6. EFEITO DA ALIMENTAÇÃO NOS TECIDOS ORAIS

A. NUTRIÇÃO E CÁRIES DENTÁRIAS :-

- A cárie é uma desmineralização da parte inorgânica do dente com a dissolução da substância orgânica devido a uma etiologia multifatorial.
- A desmineralização do esmalte e da dentina é causada por ácidos orgânicos que se formam na placa dentária devido à atividade bacteriana, através do metabolismo anaeróbico dos açúcares encontrados na dieta.
- O desenvolvimento de cáries requer a presença de açúcares e bactérias.
- Um estudo realizado por Vipeholm na Suécia, entre 1945 e 1953, num instituto para doentes mentais, sublinhou a correlação entre as cáries e a ingestão de alimentos açucarados de viscosidade variável.
- Se o açúcar fosse ingerido até um máximo de 4 vezes por dia, apenas durante as refeições, tinha pouco efeito no aumento das cáries, mesmo que este ocorresse em grandes quantidades; o aumento da frequência de consumo de açúcar entre as refeições estava associado a um aumento das cáries; quando deixavam de comer alimentos ricos em açúcar, a incidência na formação de cáries diminuía.
- A dieta pode ser um bom aliado na prevenção das cáries.
  (i) Aumento do consumo de fibras: diminuição da absorção de açúcares contidos noutros alimentos.
  (ii) As dietas caracterizadas por uma relação de muitas amidas/pouco açúcar têm níveis muito baixos de cáries.
  (iii) O queijo tem propriedades cariostáticas.
  (iv) O cálcio, o fósforo e a caseína contidos no leite de vaca inibem as cáries.
  (iv) Os alimentos integrais têm propriedades protectoras: requerem mais mastigação, estimulando assim a secreção salivar.
  (v) Os amendoins, os queijos duros e as pastilhas elásticas são bons estimulantes gustativos/mecânicos da secreção salivar.
  (vi) O extrato de chá preto aumenta a concentração de flúor na placa bacteriana e reduz a cariogenicidade de uma dieta rica em açúcares.
  (vii) O flúor continua a ser um marco na prevenção e no controlo da cárie dentária. Tem um mecanismo de ação pré-eruptivo (incorporação no esmalte durante a amelogénese) e um mecanismo pós-eruptivo (ação tópica).

(viii) A dieta também influencia as caraterísticas qualitativas da secreção salivar. As proteínas secretadas (mucinas) representam uma barreira importante contra a redução da humidade, contra a penetração física e química de irritantes e contra as bactérias.

B. NUTRIOÇÃO E EROSÃO DENTÁRIA :-

- "A erosão dentária é a perda progressiva e irreversível de tecido dentário que é quimicamente corroído por ácidos extrínsecos e intrínsecos através de um processo que não envolve bactérias...."
- **Ácidos extrínsecos** - São derivados da dieta como os ácidos cítrico, fosfórico, ascórbico, málico, tartárico e carbónico que se encontram na fruta, nos sumos de fruta, nas bebidas e no vinagre.
- **Ácidos Intrínsecos** - São derivados de um refluxo gastroesofágico grave.

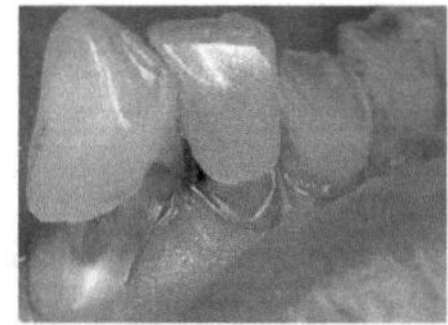

C. NUTRIÇÃO E DOENÇA PERIODONTAL :-

- A doença periodontal evolui mais rapidamente nas populações subnutridas: "...a patologia começa na gengiva e pode interessar o ligamento periodontal até ao osso alveolar...".
- O fator de risco mais importante no desenvolvimento da doença periodontal é representado por uma higiene oral inadequada.
- A desnutrição e a má higiene oral representam dois factores importantes que predispõem à gengivite necrosante.
- Os programas de prevenção contra a doença devem, portanto, incluir uma avaliação correta do sistema imunitário e a promoção de programas nutricionais.

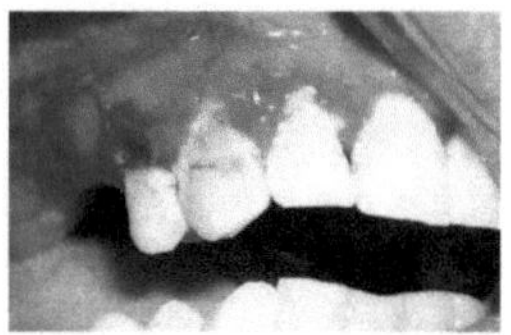

D. **DOENÇA GENÉTICA :-**

- Investigadores italianos identificaram recentemente o defeito genético responsável pela fenda labial e palatina.
- O gene é uma variação do gene materno "MTHFR" que determina a diminuição dos níveis de folato no sangue[24].
- As mulheres portadoras da mutação descoberta têm um maior risco de dar à luz crianças afectadas por fendas labiais e palatinas.
- O folato é fundamental nas primeiras fases do desenvolvimento embrionário: de facto, a falta desta vitamina é capaz de causar defeitos no desenvolvimento embrionário conhecidos genericamente como **"defeitos do tubo neural".**
- A administração de folato nos meses que antecedem a conceção e nos primeiros meses de gravidez reduz o risco de defeitos do sistema nervoso e até a fenda labial e palatina podem ser evitadas com a administração preventiva da vitamina.

E. **DIETA NEONATAL E SAÚDE ORAL :-**

- A Organização Mundial de Saúde e a Associação Americana de Pediatria demonstraram que o aleitamento materno influencia a deglutição lingual, o crescimento dos maxilares e o alinhamento correto dos dentes, bem como a modelação do palato duro.
- Por outro lado, dar biberão ao bebé influencia a formação do palato ogival, bem como a formação de "mordida cruzada", uma abertura reduzida da cavidade nasal posterior e um aumento da incidência de apneia do sono.
- Além disso, a alimentação artificial influencia a possibilidade de aparecimento de hipertensão arterial, obesidade, doenças cardiovasculares e patologias inflamatórias da mucosa oral.

F. **NUTRIÇÃO E CANCRO ORAL :-**

- O consumo de tabaco pode alterar a distribuição de nutrientes como os antioxidantes, que desenvolvem uma ação protetora das células:
- os fumadores apresentam níveis de carotenóides e de vitamina E no sangue superiores aos da mucosa oral e, além disso, têm uma distribuição diferente da norma;
- os níveis de folatos no sangue e nas células dos tecidos orais dos fumadores são inferiores aos dos não fumadores;
- Nos doentes com uma doença tumoral avançada, a desnutrição proteico-calórica é um problema recorrente devido a factores como uma forma de anorexia estabelecida, má

digestão, má absorção e a uma difícil O interior das bochechas dos fumadores apresenta numerosos micronúcleos (modificações típicas das lesões pré e neoplásicas).

- A desnutrição interfere também negativamente na imunocompetência humoral e celular e nas funções tecidulares e reparadoras.
- Para além disso, a alteração da função hepática pode alterar a forma como os medicamentos são metabolizados.
- Por conseguinte, a malnutrição pode interferir com a terapia oncológica e aumentar a gravidade do efeito colateral.

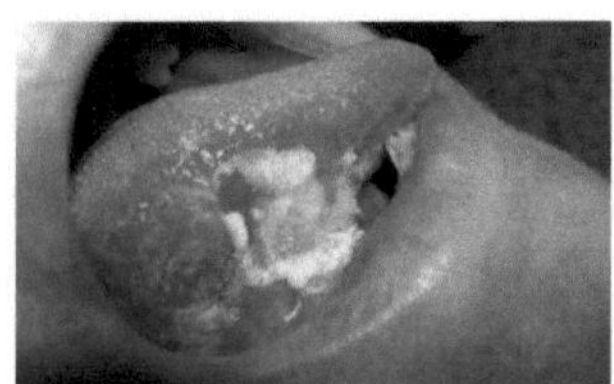

7. NUTRIÇÃO NO IDOSO

- A velhice é caracterizada por alterações na saúde e na fisiologia que afectam as necessidades nutricionais da população idosa.
- O regime alimentar dos idosos não lhes fornece os nutrientes adequados necessários para manterem uma saúde óptima, o que resulta em carências nutricionais e conduz ao desenvolvimento de doenças degenerativas.
- Os idosos correm geralmente um risco elevado de desenvolver deficiências nutricionais que se devem quer a uma baixa ingestão alimentar, quer a uma deficiência no mecanismo de absorção ou à incapacidade de conversão para formas activas.
- Embora as necessidades energéticas diminuam com a idade, as necessidades de proteínas e de certos nutrientes aumentam com o funcionamento normal do organismo.
- Sabe-se que a deficiência de certos nutrientes afecta o funcionamento cognitivo, muito comum na população idosa.
- Existem certas recomendações de nutrientes para as pessoas idosas, que são descritas abaixo:

PROTEÍNA :-

- Esta insuficiência de ingestão de proteínas resulta na perda de massa muscular, que é definida como sarcopénia.
- Cerca de 30% dos indivíduos com 60 anos ou mais são sarcopénicos, enquanto se estima que mais de 50% dos indivíduos com 80 anos ou mais sejam sarcopénicos.
- Recomenda-se que os idosos ingiram a mesma proporção de proteínas ao longo do dia, ou seja, quantidades iguais ao pequeno-almoço, almoço e jantar.

CÁLCIO E VITAMINA D3 :-

- Para uma óptima saúde óssea, o cálcio e a vitamina D3 desempenham um papel crucial.
- O processo de envelhecimento é caracterizado por várias perdas, das quais a perda de densidade mineral óssea é a mais comum e pode levar a fracturas osteoporóticas graves e limitar a mobilidade dos idosos.
- As mulheres idosas correm um maior risco de perda óssea.
- Esta maior perda óssea nas mulheres ocorre após a menopausa, o que se deve à deficiência de estrogénio que resulta numa diminuição da absorção intestinal de cálcio.

- A deficiência de vitamina D3 nos idosos deve-se à diminuição da capacidade da pele para a sintetizar. Além disso, a menor exposição ao sol contribui para esta deficiência.
- O risco de quedas e fracturas pode ser reduzido com a ingestão de 1200 mg/dia de cálcio isolado ou 1200 mg/dia de cálcio e 1000 UI/dia de vitamina.

FERRO :-

- A deficiência de ferro é muito comum entre a população idosa e contribui para a anemia entre eles.
- Com o avançar da idade, a diminuição da ingestão de alimentos, os medicamentos frequentes, a má absorção gastrointestinal e a hemorragia oculta são as causas comuns que resultam nesta deficiência.
- A má absorção de ferro é também um dos factores que contribuem para a deficiência de ferro, o que resulta numa acumulação excessiva de ferro nos idosos.
- Esta anemia relacionada com a idade pode também ser devida ao aumento dos níveis de hepicidina, uma hormona reguladora, que diminui a absorção de ferro no intestino e resulta num baixo nível de ferro.
- A deficiência de ferro pode ser corrigida através do consumo de uma dieta adequada em ferro.
- Além disso, a suplementação com ferro pode ser uma alternativa para o tratamento da anemia grave por deficiência de ferro.
- A terapia de ferro oral com 300 mg de comprimidos de sulfato ferroso com 60 mg de ferro elementar também pode ser uma medida de recuperação da deficiência grave de ferro[21].
- Para as pessoas que não respondem ao tratamento oral, a reposição intravenosa de ferro pode ser uma opção.
- A terapia de quelação do ferro também pode ser adoptada em caso de sobrecarga de ferro relacionada com a idade nos idosos.

VITAMINA B-COMPLEXO :-

- Entre os idosos, sabe-se que a deficiência de vitamina B12, B6 e folato afecta o funcionamento cognitivo e é acompanhada de sintomas depressivos prevalecentes entre os adultos mais velhos.
- A carência de vitaminas do complexo B, nomeadamente B6, B12 e folato, está associada a um aumento dos níveis séricos de homocisteína.

- Este nível elevado aumenta o risco de doenças como a doença de Alzheimer e a demência, que é muito comum neste grupo etário.
- Estas vitaminas encontram-se principalmente em alimentos de origem animal.
- Por conseguinte, a sua deficiência é mais prevalente devido ao baixo consumo de alimentos de origem animal devido a limitações culturais ou religiosas e também devido ao elevado custo destes alimentos.
- A adoção da terapia com fibras alimentares para tratar a obstipação reduz a utilização de laxantes e melhora a absorção da vitamina B12.
- Como a vitamina B12 é encontrada em fontes alimentares animais, os alimentos fortificados podem ser uma alternativa para os vegetarianos normalizarem os seus níveis séricos de vitamina B^{12}[23].

Age Related Problems in Elderly People	Reasons	Effects	Preventive Measures
Hypertension	↑salt in diet ↓ Ca intake ↓K and Mg [38]	↓Na excretion ↑ Arterial pressure ↑ Blood pressure [38]	Low sodium diet [38] 3.7 g Fish oil consumption reduces blood pressure [38] 1-1.5g Calcium intake per day ameliorate systolic hypertension [38] Dietary sources of potassium [40] Dietary sources of magnesium [40]
Osteopenia	Ca intake < 400mg/day Elderly with lactose intolerance and malab-sorption syndrome Vitamin D deficiency due to ↓ dietary intake ↓sun exposure Impairment of ability of UV light to produce cholecalciferol in older skin ↓intestinal reception of vitamin D ↓conversion of 25(OH) vitamin D to 1,25 (OH) vitamin D by kidney [38]	↑ Risk of osteoporosis and hip fracture [38]	1-1.5g Calcium intake per day [38] Calcium and vitamin D supplementation Daily intake of 800 IU vitamin D [38] Fortified milk [40] Fish liver oil [40] Saltwater fish [40]
Cancer	Iron deficiency Iodine deficiency ↓ Selenium levels ↓Selenium and vitamin E levels [38]	Hypopharyngeal cancer in women Thyroid cancer ↑ Cancer risk ↑ Gastrointestinal cancer [38]	325mg of ferrous sulfate providing 150-200 mg iron per day [40] Adequate dietary intake of iron Selenium rich foods [40]
Type II diabetes	↑ Adiposity ↓Insulin secretion [55]	↑ Zn loss in urine Leg ulcers Urinary tract infections Delayed healing [38]	Adequate dietary intake of zinc [40]
Decreased nutrient bioavail-ability	Diuretics Tuberculosis therapy with isoniazid Epileptic treatment with phenytonin or phe-nobarbitone Laxative abuse with mineral oil [38]	Magnesium, potassium and Zinc deficiency Vitamin B6 deficiency Folate deficiency Vitamin D, A and K defi-ciency [38]	Adequate dietary intake of minerals Vitamin A rich food [40] Dietary source of vitamin B6 [40] Folate rich foods [40]
Protein energy malnutrition	Anorexia Cachexia Sarcopenia [56]	Involuntary weight loss [56]	Nutritional supplements [56] Orexigenic drugs to stimulate appepite [56]

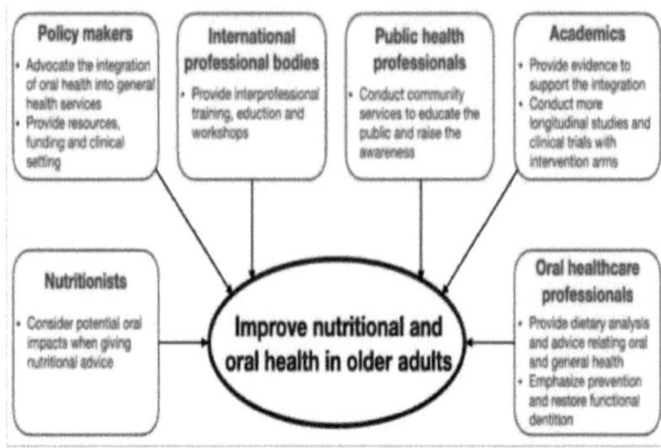
Policy makers
• Advocate the integration of oral health into general health services
• Provide resources, funding and clinical setting
International professional bodies
• Provide interprofessional training, eduction and workshops
Public health professionals
• Conduct community services to educate the public and raise the awareness
Academics
• Provide evidence to support the integration
• Conduct more longitudinal studies and clinical trials with intervention arms
Nutritionists
• Consider potential oral impacts when giving nutritional advice
Improve nutritional and oral health in older adults
Oral healthcare professionals
• Provide dietary analysis and advice relating oral and general health
• Emphasize prevention and restore functional dentition

8. NUTRIÇÃO EM MULHERES GRÁVIDAS E LACTANTES

- Durante a gravidez, a mulher sofre uma série de alterações fisiológicas para conseguir o desenvolvimento normal e a saúde do feto.
- Estas alterações também preparam a mãe e o bebé para o parto.
- As necessidades nutricionais das mulheres aumentam durante a gravidez e a amamentação para suportar todas estas alterações, preparar o corpo para o parto e para a amamentação e assegurar o desenvolvimento normal do feto/bebé.
- Fornecidos principalmente por uma dieta equilibrada, os micronutrientes (ou seja, vitaminas e minerais) e os ácidos gordos ómega 3 são essenciais para muitas actividades celulares e metabólicas (diferenciação celular, proliferação, produção de hemoglobina, transporte de oxigénio, mineralização, etc.).
- Embora a lactação seja considerada bem sucedida quando o bebé amamentado ganha um peso adequado, recomenda-se que as mulheres continuem a tomar uma vitamina pré-natal diariamente enquanto amamentam.
- O ferro desempenha um papel importante na produção de hemoglobina e no transporte de oxigénio; por conseguinte, face ao aumento da massa sanguínea, ao crescimento fetal e ao desenvolvimento dos apêndices, incluindo a placenta, as necessidades de ferro das mulheres grávidas aumentam consideravelmente (22-27 mg/dia).
- Em resposta a estas necessidades acrescidas, durante a gravidez, as capacidades de absorção intestinal de ferro também aumentam (globalmente) de 10 para 40% no final da gravidez.
- A vitamina C pode ajudar na absorção intestinal do ferro, mas o chá e o café podem diminuí-la (devido à presença de polifenóis).
- A gravidez é uma causa comum de deficiência de folato - especialmente em gravidezes múltiplas ou quando a gravidez é complicada por vómitos.
- A deficiência de folato pode ser responsável por algumas complicações na gravidez, como os principais defeitos do tubo neural (DTN), incluindo a espinha bífida e a anencefalia.
- A OMS recomenda a suplementação de cálcio apenas para populações com baixo consumo de cálcio, para reduzir o risco de pré-eclâmpsia.
- A deficiência de magnésio tem sido implicada na ocorrência de distúrbios hipertensivos, diabetes mellitus gestacional, trabalho de parto prematuro e restrição de crescimento intrauterino.

- A OMS recomenda a utilização de magnésio para aliviar as cãibras nas extremidades inferiores durante a gravidez.
- A homeostase da tiroide, especialmente nas mulheres grávidas e nos fetos, é essencial para o desenvolvimento do tecido cerebral, a aquisição de inteligência e a aprendizagem.
- As principais fontes de iodo na dieta provêm de alimentos que o contêm (por exemplo, peixe, marisco e produtos lácteos) e de certos aditivos fortificados ou ricos em iodo (por exemplo, sal de cozinha).
- Durante a gravidez, as deficiências de zinco podem levar a malformações congénitas, baixo peso à nascença, atraso no crescimento intrauterino e parto prematuro [47]. As necessidades de zinco das mulheres grávidas estão ligeiramente aumentadas (11 mg/dia); no entanto, o zinco está presente principalmente na carne, no peixe e no marisco.

	Recommendations	Justifications for Breastfeeding
Calcium	1000 mg/day	Maintenance and production of breast milk
Magnesium	390 mg/day	Muscle relaxant Prevention of constipation
Zinc	19 mg/day	Participation in postpartum healing
Vitamin C	130 mg/day	Stimulation of immune functions
Vitamin D	10 μg/day = 400 IU [a]/day	Important contribution to obtain good quality milk
Vitamin A	10,000 IU/day or max 25,000 IU/week or unique intake 200,000 IU	Only in deficient populations, as soon as possible after childbirth, but not more than 8 weeks afterwards
Iron	60 mg/day	Prevention of maternal anemia For 3 months after postpartum
Vitamin B9	400 μg/day	
Omega-3	100 mg/day of DHA [b] during the 1st year of the newborn's life	Newborn brain development

[a] IU: international units; [b] DHA: docosahexaenoic acid.

9. MEDIDAS PREVENTIVAS E SOCIAIS

- Uma vez que a subnutrição é o resultado de vários factores, o problema só pode ser resolvido através de uma ação simultânea a vários níveis - família, comunidade, nacional e internacional.
- Exige uma abordagem coordenada de muitas disciplinas - nutrição, tecnologia alimentar, administração da saúde, educação para a saúde, marketing, etc.
- Em suma, exige um programa global de desenvolvimento social para todo o país.

ACÇÃO A NÍVEL FAMILIAR :-

- O principal alvo da melhoria nutricional na comunidade é a família, e o instrumento para combater a desnutrição a nível familiar é a educação nutricional.
- A dona de casa é a "gestora" do consumo de alimentos na família.
- Nalgumas famílias, o marido determina quais os alimentos que vão para a mesa.
- Tanto o marido como a mulher precisam de ser educados na seleção dos tipos certos de alimentos locais e no planeamento de dietas nutricionalmente adequadas dentro dos limites do seu poder de compra.
- A promoção do aleitamento materno e a melhoria das práticas alimentares dos lactentes e das crianças são os dois domínios em que a educação nutricional pode ter um efeito considerável.
- A escassez de alimentos protectores pode ser colmatada, em certa medida, através do planeamento de uma horta ou da criação de aves de capoeira.

ACÇÃO A NÍVEL COMUNITÁRIO :-

- O Programa de Serviços Integrados de Desenvolvimento Infantil (!CDS) faz um esforço concertado e coordenado para fornecer um pacote mínimo básico que consiste em nutrição suplementar, imunização, exames de saúde, educação sanitária e nutricional para as mães e educação não formal para as crianças em idade pré-escolar.
- Em muitos países em desenvolvimento, como a Índia, é habitual começar com medidas de intervenção direta, como programas de alimentação suplementar, refeições escolares ao meio-dia, programa de profilaxia da vitamina A.
- O Programa de Nutrição Aplicada é uma tentativa de produção de vários tipos de alimentos protectores pela comunidade para a comunidade.

- É igualmente necessário melhorar significativamente as condições de vida das populações a nível comunitário.
- Isto inclui medidas como a educação sanitária, a melhoria do abastecimento de água e o controlo das doenças infecciosas.
- Em suma, é necessário um amplo desenvolvimento socioeconómico de toda a comunidade.

ACÇÃO A NÍVEL NACIONAL :-

- Algumas das estratégias e abordagens adoptadas a nível nacional na Índia são

(1) Desenvolvimento rural: A melhoria nutricional da população, especialmente num país como a Índia, só pode ser conseguida como parte integrante de um desenvolvimento socioeconómico global das zonas rurais, onde vivem 72% das pessoas.

- Mesmo um aumento impressionante da produção total de alimentos não resolverá o problema da subnutrição se os níveis de rendimento de vastas camadas da população continuarem a ser tão baixos que não possam comprar os alimentos de que necessitam.
- Por conseguinte, é necessário aumentar o nível de vida e o poder de compra da população.

(2) Aumento da produção agrícola: implica a aplicação de práticas agrícolas modernas, a expansão das áreas cultivadas, a utilização de fertilizantes, melhores sementes, etc.

- O aumento da produção alimentar não tem qualquer significado se não for acompanhado de um sistema de distribuição alimentar eficaz.

(3) Estabilização da população: A política demográfica na Índia está relacionada com a política alimentar e nutricional. Atualmente, a tónica é colocada no espaçamento dos nascimentos e na norma da família pequena.

(4) Programas de intervenção nutricional: vários problemas nutricionais dos actuais países em desenvolvimento podem ser atenuados, se não inteiramente resolvidos, por programas a curto prazo.

- A prevenção e o controlo do bócio endémico através da iodização do sal comum; o controlo da anemia através da distribuição de comprimidos de ferro e de ácido fólico às mulheres grávidas e lactantes ou, eventualmente, através da fortificação de alimentos comuns com ferro; o controlo da cegueira nutricional através da administração periódica de doses orais maciças de vitamina A às crianças em risco; programas de alimentação suplementar para crianças em idade pré-escolar são exemplos dessas medidas.

(5) Actividades de saúde relacionadas com a nutrição : Vários programas no domínio da saúde, aparentemente não relacionados com a nutrição, podem ter um impacto profundo no estado nutricional.

- O Programa Nacional de Erradicação da Malária, ao abrir vastas extensões de terra para o cultivo, deu um contributo notável para a saúde e a nutrição.
- Uma vez que a subnutrição está intimamente relacionada com a infeção, todos os programas de imunização e de melhoria do saneamento ambiental terão inevitavelmente um efeito benéfico na nutrição.
- Os programas de planeamento familiar poderiam dar um contributo importante para a melhoria do estado nutricional das mães e das crianças.

ACÇÃO A NÍVEL INTERNACIONAL :-

- A cooperação internacional pode desempenhar um papel importante na atenuação dos efeitos das situações de emergência aguda causadas por inundações e secas.
- A criação do Programa Alimentar Mundial multilateral, em 1963, para estimular e promover o desenvolvimento económico e social como meio de fornecer alimentos seguros e em quantidade suficiente aos necessitados e de socorrer as vítimas de situações de emergência, é um exemplo de cooperação internacional.
- Várias agências internacionais, como a FAO, a UNICEF, a OMS, o Banco Mundial, o PNUD e a CARE, estão a trabalhar em estreita colaboração, ajudando os governos nacionais em diferentes partes do mundo na sua luta contra a subnutrição.

10. PROGRAMAS COMUNITÁRIOS DE NUTRIÇÃO

- Para combater a subnutrição, o Governo da Índia lançou vários programas de alimentação suplementar em grande escala e programas destinados a combater doenças carenciais específicas através de vários ministérios.

Nutrition programmes in India

	Programme	Ministry
1.	Vitamin A prophylaxis programme	Ministry of Health and Family Welfare
2.	Prophylaxis against nutritional anaemia	Ministry of Health and Family Welfare
3.	Iodine deficiency disorders control programme	Ministry of Health and Family Welfare
4.	Special nutrition programme	Ministry of Social Welfare
5.	Balwadi nutrition programme	Ministry of Social Welfare
6.	ICDS programme	Ministry of Social Welfare
7.	Mid-day meal programme	Ministry of Education
8.	Mid-day meal scheme	Ministry of Human Resources Development

1. **Programa de profilaxia com vitamina A**

- Um dos componentes do Programa Nacional de Controlo da Cegueira consiste em administrar uma dose única maciça de uma preparação oleosa de vitamina A contendo 200.000 UI (110 mg de palmitato de retinol) por via oral a todas as crianças em idade pré-escolar da comunidade, de 6 em 6 meses, através de profissionais de saúde periféricos.
- Este programa foi lançado pelo Ministério da Saúde e do Bem-Estar Familiar em 1970, com base na tecnologia desenvolvida no Instituto Nacional de Nutrição de Hyderabad.
- Uma avaliação do programa revelou uma redução significativa da carência de vitamina A nas crianças.

2. **Profilaxia da anemia nutricional :**

- O Governo da Índia lançou um programa nacional de prevenção da anemia nutricional durante o quarto plano quinquenal.
- O programa consiste na distribuição de comprimidos de ferro e de ácido fólico (folifar) às mulheres grávidas e às crianças de tenra idade (1-12 anos).

- Os centros de saúde materno-infantil (MCH) nas zonas urbanas, os centros de saúde primários nas zonas rurais e os projectos ICDS estão envolvidos na execução deste programa.
- A tecnologia para o controlo da anemia através da fortificação com ferro do sal comum foi também desenvolvida no Instituto Nacional de Nutrição em Hyderabad.

3. **Controlo dos distúrbios por carência de iodo :**

- O Programa Nacional de Controlo do Bócio foi lançado pelo Governo da Índia em 1962 na cintura convencional do bócio na região dos Himalaias com o objetivo de identificar as áreas endémicas do bócio para fornecer sal iodado em vez de sal comum e para avaliar o impacto das medidas de controlo do bócio ao longo de um período de tempo[1].

4. **Programa especial de nutrição :**

- Este programa foi iniciado em 1970 para beneficiar nutricionalmente as crianças com menos de 6 anos de idade, as grávidas e as mães que amamentam e está a ser aplicado nos bairros de lata urbanos, nas zonas tribais e nas zonas rurais mais atrasadas.
- As mães beneficiárias recebem diariamente 500 kcal e 25 gramas de proteínas.
- O principal objetivo do Programa Especial de Nutrição é melhorar o estado nutricional dos grupos-alvo.
- Este programa está a ser gradualmente integrado no programa ICDS.

5. **Programa de nutrição Balwadi :**

- Este programa foi iniciado em 1970 para beneficiar as crianças do grupo etário dos 3 aos 6 anos nas zonas rurais.
- O programa está sob a responsabilidade geral do Departamento de Ação Social. Quatro organizações a nível nacional, incluindo o Conselho Indiano para o Bem-Estar da Criança, recebem subsídios para implementar o programa.
- O programa é implementado através de Balwadis, que também fornecem educação pré-primária a estas crianças.
- O suplemento alimentar fornece 10 gramas de proteínas por criança e por dia. Os Balwadis estão a ser gradualmente eliminados devido à universalização do ICDS.

6 . Programa ICDS :

- O programa dos Serviços Integrados de Desenvolvimento Infantil (CDS) foi iniciado em 1975, em conformidade com a Política Nacional para a Infância.
- Os beneficiários são crianças em idade pré-escolar com menos de 6 anos, raparigas adolescentes dos 11 aos 18 anos e mães grávidas e lactantes.
- Os trabalhadores a nível da aldeia que prestam os serviços são chamados trabalhadores Anganwadi.
- Cada unidade de Anganwadi cobre uma população de cerca de 400 a 800 pessoas e o mini centro de Anganwadi cerca de 150 a 400.
- Foi criada uma rede de Mahila Mandals nas zonas do projeto ICDS para ajudar os trabalhadores Anganwadi a prestar serviços de saúde e nutrição.
- O trabalho dos Anganwadis é supervisionado por Mukhyaseuikas.
- A supervisão no terreno é feita pelo responsável pelo projeto de desenvolvimento infantil (CDPO).

7 . Programa de refeições a meio do dia :

- O programa de refeições a meio do dia (MDMP) é também conhecido como Programa de Almoço Escolar.
- Este programa está a ser aplicado desde 1961 em todo o país.
- O principal objetivo do programa é atrair mais crianças para as escolas e mantê-las nas mesmas, de modo a melhorar a literacia das crianças.
- O programa de refeições a meio do dia passou a fazer parte do Programa de Necessidades Mínimas no Quinto Plano Quinquenal.

11. Programa de refeições a meio do dia :

- O regime de refeições a meio do dia é também conhecido como Programa Nacional de Apoio Nutricional ao Ensino Básico.
- Foi lançado como um regime patrocinado a nível central em 15 de agosto de 1995 e revisto em 2004.
- Foi implementado em 2.408 blocos no primeiro ano e cobriu todo o país de forma faseada em 1997-98.

- Inicialmente, o programa abrangia as crianças do ensino primário (classes I a V) nas escolas públicas, locais e assistidas pelo governo, tendo sido alargado em outubro de 2002, de modo a abranger também as crianças que estudam no regime de garantia de educação e nos centros de ensino alternativo e inovador.
- A assistência central prestada aos Estados no âmbito do programa consiste no fornecimento gratuito de cereais alimentares a partir do armazém mais próximo da Food Corporation of India, à razão de 100 g por estudante e por dia, e no subsídio para o transporte de cereais alimentares.
- Para atingir o objetivo, será fornecida uma refeição cozinhada a meio do dia com um mínimo de 300 calorias e 8 a 12 gramas de proteínas a todas as crianças das classes I a V.

REVISÃO DA LITERATURA

Um artigo de revisão foi descrito por Christine S. Ritchie *et al.* em 2002 para analisar a nutrição como mediador na relação entre a doença oral e sistémica. A revisão incluiu artigos originais escritos em inglês com um tamanho de amostra superior a 30 que utilizaram medidas objectivas de saúde oral. Embora muitos estudos fossem pequenos e transversais, a literatura sugeriu que a perda dentária afecta a qualidade da dieta e a ingestão de nutrientes de uma forma que pode aumentar o risco de várias doenças sistémicas. O impacto da perda dentária na dieta pode ser apenas parcialmente compensado pelas próteses.

Um artigo de revisão foi descrito por W.J. Psoter *et al.* em 2005 para analisar a associação da desnutrição na primeira infância com: (1) cárie dentária, (2) hipoplasia do esmalte, (3) hipofunção das glândulas salivares, e (4) atraso na erupção. Estudos sugerem que a cárie da dentição decídua está associada à desnutrição na primeira infância, embora o efeito sobre a cárie da dentição permanente ainda não tenha sido estudado. A hipoplasia do esmalte, a hipofunção das glândulas salivares e as alterações da composição da saliva podem ser mecanismos através dos quais a desnutrição está associada à cárie, enquanto a alteração do momento da erupção pode criar um desafio na análise da taxa de cárie específica da idade.

Um artigo de revisão foi descrito por Abhishek Ghosh *et al.* em 2005 para analisar a associação entre nutrição e saúde oral e apresentar recomendações dietéticas para a sua prevenção. As doenças orais têm um impacto considerável na autoestima e na qualidade de vida e o seu tratamento é dispendioso. A nutrição afecta os dentes e a cavidade oral durante o desenvolvimento e a má nutrição pode exacerbar as doenças periodontais e infecciosas orais. No entanto, o efeito mais significativo da nutrição nos dentes é a ação local da dieta na boca sobre o desenvolvimento da cárie dentária e da erosão dentária.

Um artigo de revisão foi descrito por A.O Ehizele *et al.* em dezembro de 2009 para delinear a relação interdependente entre a nutrição e a saúde dos tecidos orais. O bem-estar dos tecidos orais, a quantidade e a qualidade da saliva e a dimensão do paladar dependem da ingestão de nutrientes. A saúde oral determina o tipo de alimentos consumidos e, em última análise, o nível nutricional.

Em fevereiro de 2011, Jayaprasad Anekar descreveu um artigo de revisão para analisar as provas de uma associação entre nutrição, dieta e doenças dentárias e recomendar uma dieta adequada para a sua prevenção. A nutrição afecta os dentes durante o desenvolvimento e a má nutrição pode exacerbar as doenças periodontais e infecciosas orais. A erosão dentária está a aumentar e está associada aos ácidos alimentares, uma das principais fontes dos quais são os refrigerantes. Existem provas convincentes de uma associação entre a quantidade e a frequência da ingestão de açúcares livres e a cárie dentária.

Um artigo de revisão foi descrito por G. A. Scardina *et al.* em outubro de 2011 para encontrar relação entre boa saúde bucal e dieta. A odontologia tem um papel importante no diagnóstico de doenças bucais correlacionadas com a dieta. Orientações nutricionais consistentes são essenciais para melhorar a saúde. A literatura sugere que a formação em nutrição dos dentistas e a formação em saúde oral dos dietistas e nutricionistas é limitada.

Um artigo de revisão foi descrito por Sreedhar Reddy *et al.* sobre a influência da cultura na nutrição e na saúde oral em outubro de 2015. Em muitas culturas, os alimentos têm um papel social ou cerimonial. Certos alimentos são altamente valorizados; outros são reservados para feriados especiais ou festas religiosas; outros ainda são uma marca de posição social. O desafio para o prestador de cuidados de saúde é ser culturalmente adaptável, demonstrar competências de comunicação intercultural, estar atento a sinais não-verbais que são motivos culturais e avançar para uma relação interpessoal de confiança o mais rapidamente possível.

Em dezembro de 2015, Rebecca Stanski *et al. publicaram* um artigo de revisão para examinar algumas das relações conhecidas entre a saúde oral, a saúde geral e a nutrição e para fornecer recomendações baseadas na nutrição para pacientes com doenças sistémicas e orais comuns. Recentemente, a atenção e a investigação têm-se centrado cada vez mais nas relações entre a saúde oral e a saúde geral. A cavidade oral é um veículo para a transmissão de microrganismos causadores de doenças, bem como um portal de entrada para infecções sistémicas.

Um estudo transversal de base comunitária foi realizado por Aakriti Gupta *et al.* durante 2015-2016 em Nainital, para avaliar a associação da saúde dentária e do estado nutricional entre indivíduos idosos na Índia. O índice de massa corporal (IMC) e a escala de Mini Avaliação Nutricional (MNA) foram calculados para avaliar o estado nutricional. Os dados relativos à ingestão alimentar foram recolhidos utilizando a metodologia de recordatório alimentar de 24 horas. O estado de saúde dentária foi significativamente associado a um mau estado nutricional entre os idosos na Índia. É necessário fornecer serviços de cuidados dentários restauradores à população idosa para melhorar o seu estado nutricional.

Um estudo descritivo foi realizado por Luis Alejandro Aguilera- Galaviz *et al.* entre agosto e julho de 2016 para descrever a relação de doenças bucais e estado nutricional em estudantes do ensino médio. Um total de 203 estudantes do ensino médio foram avaliados nutricionalmente e oralmente de acordo com a Organização Mundial da Saúde (OMS). Nutricionalmente, 146 alunos apresentaram Índice de Massa Corporal (IMC) normal, seis apresentaram desnutrição, 41 apresentaram sobrepeso e 10 apresentaram obesidade. Não houve correlação estatística significativa entre doenças bucais e questões nutricionais; no entanto, análises qualitativas de pacientes com perda dentária ou doenças bucais expressam deficiências significativas em sua saúde nutricional.

Um estudo transversal baseado em questionário foi realizado por Fhelen Debbie da Costa *et al.* em março de 2018 para avaliar o conhecimento dos estudantes de licenciatura em medicina dentária relativamente à dieta e nutrição e o seu impacto na saúde oral e para avaliar a sua atitude e prática em relação à mesma. O estudo foi realizado entre 203 estudantes de graduação (122 do terceiro BDS, 22 do BDS final e 59 residentes) de faculdades de odontologia em Davangere, Karnataka. A maioria dos participantes (82,3%) tinha conhecimento de que a sacarose é o açúcar mais cariogénico. 84,2% dos estudantes conheciam o tipo de alimento que ajuda a prevenir a cárie dentária e a fortalecer o periodonto, mas apenas alguns (19,2%) foram capazes de escolher corretamente o alimento mais anticariogénico entre as opções.

Rafał Kocyłowski *et al.* realizaram um estudo baseado num questionário para avaliar a ingestão alimentar de mulheres grávidas e o seu estado nutricional de Ca, Mg, Fe, Zn e Cu. Foram recolhidas amostras de cabelo para análise e o nível de cada mineral foi avaliado através de espetrometria de absorção atómica. Observou-se que a dieta das mulheres grávidas é caracterizada por níveis baixos de Fe, Zn, Ca, Mg, vitamina D e ácido fólico. A suplementação dietética com vitaminas e minerais aumenta significativamente a ingestão diária de Fe e ácido fólico em mulheres grávidas.

Foi realizado um estudo transversal por Manal M. H. Badrasawi *et al.* entre outubro e novembro de 2018 para avaliar o nível de sensibilização para a nutrição e a saúde oral e para determinar a relação entre o estado nutricional, as práticas orais e a saúde oral entre pacientes adultos. . Um total de 169 pacientes foram convidados a participar do estudo e assinaram o termo de consentimento. Não houve uma relação significativa entre o nível de consciência nutricional e o estatuto económico, o nível de educação ou a área de residência. Relativamente à saúde oral, as mulheres apresentaram níveis significativamente melhores de saúde oral e gengival ($p < 0,05$).

Um ensaio controlado randomizado de seis meses foi conduzido por Fluitman *et al.* novembro de 2018 a julho de 2020. O ensaio foi realizado para avaliar os efeitos do aconselhamento dietético na microbiota oral e na saúde oral. O estudo teve como objetivo aumentar a ingestão de proteínas para ≥1,2 g/kg de peso corporal ajustado/dia (g/kg aBW/d) em idosos residentes na comunidade com baixa ingestão habitual de proteínas (<1,0 g/kg aBW/d). A ingestão de alimentos foi medida através de recordatórios alimentares de 24 horas, a saúde oral foi medida através de questionários e a composição microbiana oral foi avaliada através da sequenciação do 16S rRNA de esfregaços de língua. Em conclusão, a intervenção não afectou a saúde oral auto-relatada num período de 6 meses, nem afectou substancialmente a composição da microbiota da língua.

Ancuta Lupu et al. realizaram um estudo para encontrar a relação entre nutrição e saúde oral em crianças em junho de 2019. O artigo destacou as consequências de uma nutrição inadequada na saúde oral das crianças e como certas deficiências de vitaminas ou nutrientes podem condicionar a ocorrência de diferentes doenças a este nível. Os hábitos nutricionais e, implicitamente, a saúde oral e sistémica devem ser tidos em conta, uma vez que a saúde oral das crianças é um preditor da saúde oral dos futuros adultos.

Um artigo de revisão foi descrito por Damanpreet Kaur *et al.* para analisar as Intervenções Nutricionais para Idosos e Considerações para o Desenvolvimento de Alimentos Geriátricos em 2019. A nutrição merece uma atenção especial quando um indivíduo atinge a idade avançada. Desempenha um papel vital na afetação da qualidade de vida, incluindo a saúde física, mental e social. Estas deficiências nutricionais crescentes são os principais factores de risco para certas doenças crónicas e para a deterioração da saúde relacionada com a idade. Assim, a adoção de uma intervenção nutricional pode ser uma medida para combater a atual situação de deficiências nutricionais e promover um estilo de vida saudável.

Em 2020, Gaetano Isola publicou um editorial com o objetivo de fornecer uma perspetiva atual e ponderada sobre a relação entre a dieta e os agentes naturais na prevenção das doenças orais, periodontais e dos distúrbios da mastigação, o que pode refletir boas condições sistémicas e a qualidade de vida associada ou analisar os efeitos indirectos através da contribuição da dieta e da nutrição para a saúde sistémica, a fim de obter uma abordagem diagnóstica-terapêutica moderna. As doenças orais e periodontais podem determinar graves deficiências funcionais, fonatórias e estéticas e são a principal causa de perda de dentes na idade adulta.

Marie Jouanne et al. descreveram um artigo de revisão em 2021 para avaliar os conhecimentos da literatura científica sobre as recomendações actuais relativas à ingestão dos micronutrientes mais comuns e dos ácidos gordos ómega 3 durante a gravidez e a lactação nos Estados Unidos, no Canadá e na Europa. O estado nutricional de uma mulher durante a gravidez e a amamentação

A alimentação da mulher grávida é fundamental não só para a sua saúde, mas também para a das gerações futuras. As necessidades nutricionais durante a gravidez diferem consideravelmente das necessidades das mulheres não grávidas. Assim, recomenda-se uma abordagem personalizada do aconselhamento nutricional.

Um artigo de revisão foi descrito por Alice Kit Ying Chan *et al.* em 2023 para fornecer um resumo baseado em evidências da relação entre dieta e nutrição e saúde oral em adultos mais velhos e as suas implicações. A Associação Dentária Americana confirmou a relação bidirecional entre a dieta e a nutrição e a saúde oral. A literatura mostrou que a dieta e a nutrição estão relacionadas com doenças orais, incluindo cáries dentárias, doenças periodontais, desgaste dentário e até mesmo cancro oral. A literatura atual mostrou que a desnutrição está associada à fragilidade, hospitalização, mortalidade e morbilidade.

Um editorial foi descrito por Fernando Capela e Silva *et al.* em março de 2023 sobre Nutrição e biologia oral na saúde e na doença. As pessoas com padrões alimentares saudáveis têm menor probabilidade de desenvolver doenças graves, como doenças cardíacas, diabetes tipo 2, obesidade e alguns tipos de cancro, o que se pode traduzir numa maior esperança de vida. Estilos de vida saudáveis, incluindo dietas equilibradas e nutricionalmente adequadas, também podem ajudar a prevenir doenças da cavidade oral, tais como cáries dentárias, gengivite, doença periodontal e cancro oral.

Um artigo de revisão foi descrito por Harpreet Kaur em 2023 para encontrar a relação entre dieta, nutrição e saúde oral. Alterar a alimentação de uma pessoa pode ter um impacto significativo na sua saúde ao longo da vida, tanto de forma positiva como negativa. O desenvolvimento do futuro embrião, incluindo o crescimento da maxila, a formação do crânio e da face e a organogénese dentária, é afetado pela falta de vitaminas e minerais durante o período pré-concecional. É necessário compreender como a nutrição e os hábitos alimentares afectam as taxas de cárie das crianças e dos adultos para melhorar a saúde oral.

DISCUSSÃO

A nutrição é uma componente integral da saúde oral. Existe uma sinergia contínua entre a nutrição e a integridade da cavidade oral na saúde e na doença. A malnutrição pode afetar o desenvolvimento da cavidade oral e a progressão das doenças orais através da alteração da homeostase dos tecidos, da redução da resistência aos biofilmes microbianos e da redução da capacidade de reparação dos tecidos. Na ausência de outros factores contribuintes, o estado nutricional comprometido deve ser considerado em doentes com periodontite refractária, má resposta de cicatrização a procedimentos cirúrgicos ou doença oral recorrente.

A ingestão nutricional influencia os tecidos orais aos quais as bactérias se ligam (ou seja, epitélio, colagénio, osso, dentes), bem como a saliva. As proteínas secretoras (mucina) encontradas na saliva constituem uma barreira eficaz contra a dessecação, a penetração, os irritantes físicos e químicos e as bactérias10. A síntese de glicoproteínas, como a mucina, requer vitamina A. A deficiência de retinol pode reduzir a produção de mucina, levando a um comprometimento do fluxo salivar, enfraquecimento da integridade dos dentes e um aumento acentuado do risco de cáries.

A desnutrição é também caracterizada pelo aumento da produção e secreção de hormonas de stress (glucocorticóides) e pela diminuição da secreção de insulina. Os níveis circulantes elevados de cortisol na desnutrição implicam uma alteração semelhante no conteúdo desta hormona na saliva e no fluido gengival. Níveis elevados de glucocorticóides circulantes, mesmo em concentrações fisiológicas, provocam disfunção dos macrófagos e reduzem a produção de citocinas em resposta a estímulos inflamatórios. As citocinas desempenham um papel proeminente no crescimento, diferenciação, defesas do hospedeiro e danos nos tecidos. As citocinas também inibem as quimiocinas e outras células envolvidas na atração de células inflamatórias no local da inflamação, o que acaba por ter impacto no processo de cicatrização dos tecidos. A relação mais comum entre a saúde oral e os maus hábitos ou deficiências nutricionais é observada na patogénese da cárie. Existe uma forte associação entre a cárie e a frequência de ingestão de açúcar e hidratos de carbono.

A infeção por Candida albicans tem uma variedade de factores predisponentes, mas as dietas ricas em hidratos de carbono e as deficiências de ferro ou folato têm sido fortemente implicadas. A estomatite aftosa recorrente é, na maioria das vezes, uma doença ligeira; no entanto, os casos graves podem ser causados por deficiências nutricionais, como deficiências de ferro, vitamina B12 e folato. Estas deficiências também podem resultar em glossite atrófica ou língua ardente dolorosa, que se caracteriza pela inflamação e desfoliação da língua. A erosão dentária é a perda irreversível do tecido duro dentário devido a um processo químico de dissolução ácida, mas que não envolve o ácido da placa bacteriana, e não está diretamente associada a factores mecânicos ou traumáticos, nem a cáries dentárias. A erosão coexiste normalmente com a atrição e/ou abrasão. A atrição pode ser definida como o desgaste por contacto direto entre dentes, enquanto que as partículas que se deslocam e entram em contacto com a superfície dentária resultam em abrasão. Verificou-se que os refrigerantes têm um potencial erosivo, particularmente em grupos etários jovens. Algumas bebidas alcoólicas, como o vinho seco e a cidra, também são ácidas. O consumo de álcool está associado ao refluxo gástrico e a erosão pode, por conseguinte, ser de origem intrínseca e extrínseca. A frequência, e não o consumo total, destas bebidas pode ser determinante no processo erosivo. A fruta fresca, em particular os citrinos, tem potencial erosivo, tal como os alimentos conservados em vinagre. As bebidas de fruta de um biberão, utilizadas como consolador, podem ser particularmente prejudiciais para os bebés. Foi registada uma destruição dentária extrema devido a estas práticas. Uma dieta vegetariana tende a ser mais ácida. Foi relatado que os lacto-vegetarianos têm uma erosão dentária significativa.

Existe uma relação entre a ingestão de cálcio e as doenças periodontais devido ao papel do cálcio na construção da densidade do osso alveolar que suporta os dentes. É necessário para ossos, dentes, contracções musculares e outras funções saudáveis. A relação entre a vitamina C e a doença periodontal pode dever-se ao papel da vitamina C na manutenção e reparação de tecido conjuntivo saudável, juntamente com as suas propriedades antioxidantes. O aumento dos níveis séricos de triglicéridos em diabéticos não controlados também está relacionado com uma maior perda de inserção e profundidade de sondagem.

A adição de flúor ao abastecimento público de água potável é considerada uma das medidas preventivas de saúde pública mais eficazes alguma vez adoptadas. O flúor reduz a cárie dentária através de vários mecanismos diferentes.

As deficiências nutricionais podem ter um grande impacto na função da cavidade oral. O paladar, a salivação, a mastigação e a deglutição podem ser afectados por uma deficiência de nutrientes. A produção de saliva pode ser reduzida, o que pode tornar a mastigação e a deglutição muito difíceis e bastante dolorosas.

Para quebrar este círculo vicioso de má nutrição e má saúde oral, é necessário adotar bons hábitos nutricionais. Os dentistas devem ser responsáveis por aconselhar os pacientes sobre a dieta no que diz respeito à saúde oral.

CONCLUSÃO

A nutrição desempenha um papel fundamental na manutenção da saúde geral, e o seu impacto na saúde oral é particularmente significativo. Os alimentos e as bebidas que consumimos não só afectam a força e a integridade dos nossos dentes e gengivas, como também influenciam a prevalência de doenças dentárias. Compreender a relação entre a dieta e a saúde oral é essencial para quem procura melhorar o seu regime de cuidados dentários e garantir o bem-estar dentário a longo prazo. A educação nutricional é fundamental para aumentar a consciencialização do público, bem como dos profissionais de saúde oral e de saúde.

Uma dieta equilibrada e rica em nutrientes essenciais não só apoia o bem-estar geral, como também desempenha um papel crucial na manutenção de dentes e gengivas saudáveis. Como já referimos, o cálcio e o fósforo fortalecem o esmalte, enquanto as vitaminas C e D são vitais para a saúde das gengivas e para a absorção eficaz dos minerais. Além disso, a gestão da ingestão de açúcares e ácidos pode reduzir significativamente o risco de cáries e erosão dentária.

É importante encarar os hábitos alimentares como uma parte integrante da rotina de higiene oral. Tal como a escovagem e o uso do fio dental diariamente são necessários para manter a saúde oral, também o é o consumo de uma dieta rica em nutrientes que apoie o bem-estar dentário. Fazer escolhas alimentares conscientes pode ajudar a prevenir problemas dentários comuns e aumentar a eficácia das práticas de cuidados dentários.

A subnutrição pode provocar uma saúde oral deficiente e uma saúde oral deficiente pode, indiretamente, provocar subnutrição. Para quebrar este círculo vicioso, é necessário adotar bons hábitos nutricionais. Os dentistas devem ser responsáveis por aconselhar os doentes sobre a dieta no que diz respeito à saúde oral. A avaliação do risco nutricional deve ser efectuada durante o exame dentário inicial e periódico. A monitorização e o acompanhamento devem incluir a recordação periódica da dieta para avaliar o resultado do aconselhamento. Para alcançar a saúde geral de um indivíduo, as diretrizes de saúde oral e as perguntas sobre problemas de saúde oral e a utilização de próteses dentárias devem ser incorporadas no protocolo de avaliação nutricional[18]. Ao aceitar a importância da nutrição na saúde dentária, podemos manter uma higiene oral óptima e preparar o caminho para uma vida inteira de sorrisos saudáveis.

A educação nutricional sobre saúde oral e dentária desempenha um papel vital na prevenção de doenças orais e problemas conexos. Por conseguinte, deve ser incluída nos planos de gestão de quaisquer problemas dentários ou orais. Mantém uma boa saúde oral, melhora os resultados do tratamento e previne novos problemas dentários.

"Sê fiel aos teus dentes, e eles não serão falsos para ti."

BIBLIOGRAFIA

1. Park K, Textbook of preventive medicine, Bhanot Publishers, 27ª edição, 2023, página no. 723-781.

2. Peter S, Essentials of Public Health Dentistry, 6th edition, 2017, page no. 296-308.

3. Hiremath SS, Textbook of Public Health Dentistry Third Edition, 2016, página no. 147-152.

4. Ritchie *et al.* A nutrição como mediador na relação entre doença oral e sistémica: Associações entre medidas específicas de saúde oral em adultos e resultados nutricionais. Crit Rev Oral Biol Med journal 2022: 291-300.

5. Psoter W.J. *et al* Malnutrition and Dental Caries: Uma revisão da literatura. Caries Res 2005 : 441-447

6. Ghosh Abhishek *et al.* Nutrição e saúde oral: Jornal Indiano de Investigação Aplicada, Volume: 5, Número 11, novembro de 2015: 546-549.

7. Ehizele A.O *et al.* Nutrition and Oral health : Journal of Postgraduate Medicine, Vol. 11 No. 1 December, 2009 : 76-82.

8. Anekar Jayaprasad. Dieta, nutrição e saúde oral : Journal of Dental Sciences and Research : Volume 2, Número 1, fevereiro de 2011 : 175-182

9. Scardina G. A. *et al.* Boa saúde oral e dieta : Journal of Biomedicine and Biotechnology, Volume 2012, outubro de 2011 : 01-08.

10. Reddy S *et al.* Culture and its Influence on Nutrition and Oral Health : Biomedical & Pharmacology Journal, Volume 8, Oct. 2015 :613-620.

11. Stanski e Palmer: A saúde oral e a nutrição como guardiãs da saúde geral: We are all in this together : European Journal of General Dentistry, Volume 4, Número 3, setembro-dezembro 2015 : 99-105.

12. Gupta A, Khandelwal R, Kapil U. Inter-relação entre o estado de saúde dentária e o estado nutricional entre os idosos na Índia: Jornal de Medicina de Família e Cuidados Primários, 2019: 47-81.

13. Galaviz *et al.* Condições nutricionais e de saúde bucal em estudantes do ensino médio, março de 2019: 01-21.

14. da Costa, *et al.* Avaliação do conhecimento, atitude e práticas de dieta e nutrição na saúde oral entre estudantes de medicina dentária: Journal of Global Oral Health, Volume 2, Edição 1, janeiro-junho de 2019: 29-35.

15. Badrasawi *et al.* Sensibilização para a nutrição e saúde oral entre os pacientes dentários na Palestina: A Cross-Sectional Study: Revista Internacional de Medicina Dentária, Volume 2020, fevereiro de 2020: 01-11.

16. Fluitman K S *et al.* The Effect of Dietary Advice Aimed at Increasing Protein Intake on Oral Health and Oral Microbiota in Older Adults (O efeito do aconselhamento dietético com o objetivo de aumentar a ingestão de proteínas na saúde oral e na microbiota oral em adultos mais velhos): A Randomized Controlled Trial: Nutrients 2023, 01-11.

17. Lupu A *et al.* Nutrição e saúde oral em crianças: Romanian Journal of Oral Rehabilitation Vol. 11, Issue No. 2, abril - junho de 2019: 201-205.

18. Kaur *et al.* Intervenções nutricionais para idosos e considerações para o desenvolvimento de Geri: Current Aging Science, Vol. 12, No. 1, 2019: 15-27.

19. Isola G. O impacto da dieta, da nutrição e dos nutracêuticos na saúde oral e periodontal: Nutrientes 2020, 01-06.

20. Jouanne, M, Oddoux, S, Noël, A, Voisin-Chiret, A.S. Nutrient Requirements during Pregnancy and Lactation (Necessidades de nutrientes durante a gravidez e a lactação): Nutrients 2021, Volume 13: 01-17.

21. Chan, A.K.Y, Tsang, Y.C, Jiang, C.M, Leung K, Lo E, Chu C. Dieta, Nutrição e Saúde Oral em Adultos Idosos: A Review of the Literature. Dent. J. 2023, Volume11: 01-14.

22. Capela e Silva F, Bridge G, Lamy E e Castelo PM. Editorial: Nutrição e biologia oral na saúde e na doença, revista Frontiers in Nutrition, 2023: 01-03.

23. Kaur Harpreet. Dieta, nutrição e saúde oral: International Dental Journal of Student's Research, Volume11, 2023:1-4.

24. Kocyłowski R *et al.* Avaliação da ingestão alimentar e do estado mineral em mulheres grávidas: Arquivos de Ginecologia e Obstetrícia , 2018:1433-1440.

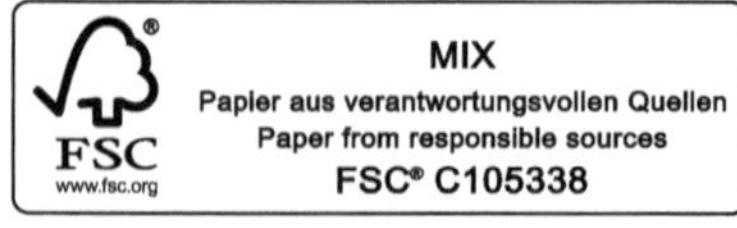

Printed by Books on Demand GmbH, Norderstedt / Germany